BASES NEUROFISIOLÓGICAS DEL DOLOR

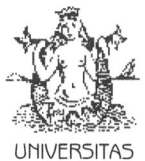

UNIVERSITAS

BASES NEUROFISIOLÓGICAS DEL DOLOR

DOLOR REFERIDO

Prof. Dr. Isaías Loyber
Ex-Docente e Investigador del Instituto de Fisiología. Facultad de Ciencias Médicas. Universidad Nacional de Córdoba.

Dra. Susana B. Varela
Especialista en Medicina Interna.
Médica de Planta Permanente del Hospital San Roque -(Córdoba).

UNIVERSITAS
Obispo Trejo 1404-2B - Whatsapp: 351 3650681. (5000) Córdoba. Argentina. Email: universitaslibros@yahoo.com.ar

Diseño de Tapa:	Jorge G. Sarmiento
Diseño Interior:	Jorge G. Sarmiento.
Producción Gráfica:	Universitas. .
Ilustraciones:	Los autores y fuentes citadas.

SERIE
Ciencias de la Salud

Bases Neurofisiológicas del Dolor

Prohibida su reproducción, almacenamiento y distribución por cualquier medio, total o parcial sin el permiso previo y por escrito de los autores y/o editor. Esta también totalmente prohibido su tratamiento informático y distribución por internet o por cualquier otra red. Se pueden reproducir párrafos citando al autor y editorial y enviando un ejemplar del material publicado a esta editorial.

Hecho el depósito que marca la ley 11.723.
Impreso en Argentina - Printed in Argentine

© 2021. Editorial Universitas. Córdoba. Argentina.

A los que sufren.
A los que alivian el sufrimiento.

Prefacio

Durante los años de desempeño médico, el síntoma dolor tiene una enorme frecuencia, si bien no siempre se comprende el modo de aparición y cómo el propio organismo trata de amortiguar este fenómeno, mediante la activación de los medios intrínsecos disponibles a tal fin (Barrera al dolor).

A veces no es sencillo determinar el lugar de origen del dolor, o bien si el dolor nace en una estructura somática o en una visceral. Precisamente las dificultades diagnósticas cotidianas fueron el aliciente para abordar el tema **dolor** con criterio científico y a la vez práctico, de tal modo que lo aprendido sea de valor frente al enfermo concreto y en una circunstancia concreta. Así nació el presente trabajo, que ponemos a consideración de los lectores.

Particular importancia hemos concedido al apartado de Dolor Referido (dolor percibido en una zona distante al lugar donde se origina). Este tópico, a nuestro juicio, es de trascendencia durante la tarea asistencial y con frecuencia, no está suficientemente analizado en los textos que manejan los estudiantes, a pesar de su utilidad en el análisis diagnóstico.

La incorporación de un Pequeño Atlas para ubicar la víscera enferma y el dermatoma al cual está **referido** el dolor procedente de la misma, tiene por finalidad contribuir a su memorización durante el examen del enfermo. Además, la comparación de los dermatomas correspondientes a las distintas vísceras, facilita la orientación diagnóstica en el contexto clínico. Incluso el lector podrá hacer su propia experiencia al recopilar diferentes ejemplos de dolor visceral, con su correspondiente referencia a determinados dermatomas.

Este trabajo está dirigido a estudiantes de Medicina de los últimos años de la carrera, disciplinas afines, y a médicos en período de formación de postgrado. Aquellos profesionales con muchos años de experiencia, también encontrarán aquí datos que pueden aclarar hechos vivenciados, relativos al dolor, pero no comprendidos en su momento.

Intentamos reafirmar conocimientos básicos de neurofisiología del dolor, relacionarlos con observaciones comprobables en los enfermos, y despertar interés en el lector para profundizar en textos de mayor amplitud.

Respecto al tratamiento del dolor, la persona interesada en ahondar este tema, debe consultar los tratados específicos.

Si esta publicación lograse aclarar aspectos que contribuyen a un análisis racional frente a los enfermos, nuestras expectativas quedarán satisfechas.

Los autores

Indice

Prefacio 7
Indice 9
1. Generalidades sobre dolor 11
2. Significado del dolor 13
3. Estudio detallado del dolor 17
    Receptores y estímulos del dolor 20
    Neuromoduladores periféricos del dolor 23
    Proyección del dolor 24
        Miembro Fantasma 26
    Tipos de dolor 28
        a) Dolor cutáneo o somático superficial. 29
        b) Dolor somático profundo. 30
        c) Dolor visceral. 32
        d) Dolor viscerosomático. 36
4. Algunas variaciones sobre dolor 37
    Hiperalgesia. 37
    Analgesia congénita. 38
    Prurito y cosquilleo 39
    Dolor neuropático. 40
    Otras consideraciones 40
5. Vias nerviosas relacionadas al dolor 43
    Haces espinotalámicos 43
    Fascículo espinotectal 45
    Sistema trigeminal 46
6. Regulación de las aferencias dolorosas 49
    Analgesia endógena: Barrera al dolor y opiodes endógenos 49
        A) Barrera al dolor 50
        B) Opioides endógenos. 55
7. Dolor referido 59

Dolor referido visceral 61
Dolor referido somatico 63
Dolor referido - Resumen. 64
Pequeño atlas sobre dolor referido 65

8. Medicamentos usados en el tratamiento del dolor 81
   Analgésicos no opioides. 81
      Acido Acetilsalicílico 81
      Paracetamol 82
      Otros AINE usados con frecuencia 82
   Analgésicos opioides. 83
      Morfina 83
   Otros analgésicos opioides de uso frecuente. 84
      Dextropropoxifeno (Klosidol®) 84
      Fentanilo (Durogesic®. Sublimaze®) 84
      Tramadol (Calmador®. Nobligan®. Tramal®) 84
      Buprenorfina (Temgesic®. Magnogen®) 85
      Nalbufina (Nubaína®) 85
      Pentazocina 85
      Codeína 85
      Dihidrocodeína 85
      Hidromorfona 85
      Metadona 86
      Oxicodona (Oxycontin®) 86
   Medicamentos analgésicos adyuvantes. 86
      Anticonvulsivantes 86
      Antidepresivos 87
      Anestésicos locales orales 87
      Relajantes musculares 88
      Otros 88
   Analgesia epidural 88

9. Otras medidas usadas para aliviar el dolor. 89
   Calor por radiación. Rayos infrarrojos 89
   Calor por conducción 89
   Otras fuentes de calor 90
   Frío 90
   Masaje 90
   Iontoforesis 91

Bibliografía 93

1

Generalidades sobre dolor

El Diccionario de la Real Academia Española (1956) define al dolor como «*sensación molesta y aflictiva de una parte del cuerpo, por causa interior o exterior*». Y en el Diccionario Médico Salvat (1974) se encuentra esta definición: «*impresión penosa experimentada por un órgano o parte, que es transmitida al cerebro por los nervios sensitivos*».

La Asociación Internacional para el Estudio del Dolor (International Association for the Study of Pain. Subcommittee on Taxonomy), afirma que: '*El dolor es una experiencia sensorial y emocional no placentera, relacionada con daño potencial o real del tejido, o descrita en términos de tal daño. El dolor siempre es subjetivo*'.

Una definición práctica dada por R. Woodruff es la siguiente: '*El dolor es lo que el paciente dice que le duele. Es lo que el paciente describe y no lo que los demás piensan que debe ser*'.

Sin embargo, cualquier persona que haya experimentado dolor puede verificar que todo intento de definir al mismo se verá superado ampliamente por el carácter tan particular de esta sensación y las implicancias psicofísicas que conlleva.

Antes que insistir en una definición, es más útil acentuar la complejidad de este fenómeno, pues además de «sentir» dolor, existen hechos acompañantes, de índole vegetativa, anímica y motora, variables en su magnitud según la intensidad del daño tisular, el lugar de la injuria, la experiencia previa, la estructura psíquica del individuo, etc. Todo el ser está comprometido. La persona siente ansiedad, angustia, intranquilidad, temor a morir. Se producen cambios en el sistema respiratorio (taquipnea) y cardiovascular (hipertensión arterial; taquicardia); se altera el flujo circulatorio periférico (palidez); aparece sudoración y midriasis. La respuesta vegetativa se generaliza, incluyendo como efectores a glándula hipófisis y a las suprarrenales. Los cambios somáticos incluyen movimientos reflejos segmentarios, verbalización, mímica característica, cambios de postura, movimientos oculares y de la cabeza.

Por lo tanto, es correcto incorporar el término «dolor» como significante de «conjunto de fenómenos somáticos, psicológicos y vegetativos» que interactúan entre sí, desencadenados por una noxa del medio ambiente exterior o interior al cuerpo humano, y que pone en alerta al organismo entero frente a una perturbación que compromete la supervivencia en los casos más graves.

Cuando el dolor es permanente, el individuo se vuelve irritable, no puede conciliar el sueño y se altera el apetito. Aún las personas espiritualmente fuertes, sufren el desgaste por el dolor crónico y pueden caer en un estado depresivo importante. El dolor puede llevar a planteos fuera de lugar por parte del enfermo, quedando la familia y el médico en una situación muchas veces difícil en cuanto a esos requerimientos.

2

Significado del dolor

A los cinco sentidos clásicos (visión, audición, gusto, tacto, olfato), con sus respectivos órganos, debe agregarse el sistema nociceptivo, toda vez que informa al organismo acerca de cambios en el medio exterior e interior del mismo, determinando respuestas de índole motora, secretora y/o cambios en el comportamiento.

También se ha insistido que el dolor interviene en la respuesta orgánica frente a injurias y que por lo general se asocia a sensaciones de malestar, rechazo y angustia, que pueden traducirse en una reacción de escape, trascendente para la supervivencia del individuo. Esto contrasta con la experiencia cotidiana del médico ante pacientes que soportan el dolor como una enfermedad en sí misma; el síntoma dolor se ha transformado para ellos en «la enfermedad». Un amplio porcentaje de estos pacientes son enfermos mayores de 65 años y portadores de neoplasias avanzadas. Deben sobrellevar no sólo el dolor, sino también otras discapacidades propias de su edad y que aumentan el padecimiento. No siempre el personal médico o paramédico está entrenado o interesado en dar medidas adecuadas a cada caso particular. Valorar un enfermo de manera totalizadora requiere dedicación, tiempo, dar su lugar a la familia, crear un vínculo sólido con el enfermo y mantenerlo hasta el final. De allí que tratar el fenómeno DOLOR no sea sencillo.

La sola información teórica sobre dolor no alcanza. No se medica al dolor punzante o al dolor sordo permanente. Se medica y trata a una persona en su totalidad, con dolor punzante o con dolor sordo permanente. Debemos considerar que la indiferencia ante el dolor físico, sobre todo el de índole crónica, ha dado como resultado mayor padecimiento a los enfermos.

Pocas veces recordamos que nosotros mismos tenemos reservada una circunstancia para morir; y tal vez, padeciendo dolor. Sea esta verdad el motivante para cambiar el enfoque clásico del estudio del dolor. Que toda información sirva para detectar con la mayor precisión posible la causa y lugar de origen del dolor, y poder así aliviarlo, cuando no sea factible erradicarlo totalmente.

Al interrogarnos sobre la conveniencia o no de que los individuos sientan dolor, se contraponen dos posturas:

a) Por un lado, el dolor sería útil para preservar la integridad del individuo.

b) Por otro lado, el dolor sería inútil, porque muchas enfermedades graves evolucionan sin dolor aún en períodos avanzados de las mismas, a la vez que muchas otras circunstancias insignificantes para la supervivencia, provocan a veces dolor insoportable (Ej: caries dentales; otitis; migraña).

Puesto que el dolor y el placer son dos mecanismos claves en el proceso de aprendizaje del hombre y de los animales, ambos sistemas (dolor/placer) están íntimamente vinculados en las estructuras neurológicas más primitivas del sistema nervioso (paleoencéfalo) y cumplen una función primordial en el comportamiento.

El dolor es un proceso complejo que puede ser el resultado de múltiples causas, de modo que aparece como la VIA FINAL COMUN de estímulos nocivos varios (Ej: causas físicas, químicas, biológicas). Y el fenómeno del dolor está incorporado al sistema nervioso central y al vegetativo, de modo que la respuesta involucra siempre a todo el organismo; el individuo como totalidad está afectado.

En su trabajo «Fisiopatología del dolor», B. Gunther cita al dolor como fenómeno histórico, ya que las experiencias dolorosas previas, influyen en el comportamiento del individuo frente al dolor. En animales criados en un ambiente tal que nunca experimentaron dolor durante su crecimiento hasta la adultez, los estímulos nocivos (clavarse una aguja; quemaduras extensas), no provocan dolor a juzgar por la ausencia de manifestaciones fisiológicas que siempre se observan en animales de control, cuando son expuestos a los mismos estímulos injuriantes. Este importante dato habla del dolor como evento aprendido por el individuo.

Bases Neurofisiológicas del Dolor

3

Estudio detallado del dolor

El dolor puede ser considerado desde un punto de vista fisiológico y otro psicológico.

Desde el punto de vista fisiológico el dolor es una sensación identificable e independiente, con sus receptores propios, vías y centros nerviosos, con un mecanismo propio de producción que lo identifica con una sensación precisa y definida.

Si encaramos el estudio desde un punto de vista psicológico, las sensaciones se clasifican en dos tipos, según produzcan satisfacción, alegría o incluso que sean indiferentes; o bien que produzcan siempre impresión penosa, descontento o tristeza. Entre estas últimas se encuentra el dolor.

El dolor produce una serie de reacciones anormales en diversas funciones orgánicas (circulación, respiración, etc.) y en el estado de ánimo, provocando también reacciones de huida y defensa.

Ante todo este cuadro cabe preguntarse si el dolor es una sensación normal o fisiológica, o si siempre es patológica. Hay que hacer una distinción entre dolor visceral y dolor somaticocutáneo o superficial. El dolor visceral es siempre patológico, porque el funcionamiento normal de las vísceras no produce ningún tipo de sensaciones y sí un estado de bienestar general conocido como cenestesia.

En cambio el dolor cutáneo, si bien sus manifestaciones no se pueden separar de la vida instintivo-afectiva, tiene una característica que no permite clasificarlo como patológico, y si bien difiere del resto de las sensaciones, se le debe considerar como un elemento normal para el desarrollo del organismo, sobre todo en sus primeras fases (niñez).

El dolor tiene finalidad protectora y es una señal que actúa como medio de defensa del individuo. El dolor tiende a permitir la supervivencia, porque ante su presencia el individuo trata de alejarse o suprimir la causa que lo produce. Además, la experiencia vivida durante su crecimiento y desarrollo hace que el individuo aprenda a evitar las causas productoras de dolor, y por ende de daño al organismo. Esto es evidente en el niño que luego de haberse quemado o pinchado una vez, aprende a evitar las causas productoras de daño.

Se puede decir que el dolor tiene una función protectora, mientras que otras sensaciones tienen una finalidad informativa o gnóstica.

La reacción ante el dolor depende de la sensación en sí y de la experiencia anterior. El que ha sufrido un dolor se encuentra en condiciones psicológicas particulares ante la repetición del mismo. Puede ser que al estar ya prevenido contra el dolor, sus reacciones emotivas, somáticas y reflejas sean distintas a las experimentadas la primera vez. La angustia y ansiedad que acompaña a un dolor influyen en la intensidad de éste, y calmando esa angustia y ansiedad, el dolor puede disminuir. Del mismo modo, un adecuado manejo de los problemas culturales, sociales y personales del enfermo, ayudan a disminuir el dolor.

Hay que distinguir entre dolor y sufrimiento. El dolor correspondería al aspecto fisiológico de la sensación, con sus características particulares (umbral, intensidad, localización, etc.). En cambio el sufrimiento designa el aspecto perceptivo y afectivo (psicológico) del dolor; significa la modificación de un estado de conciencia, y es la resultante de la interacción de múltiples factores: dolor; problemas psicológicos previos; otros padecimientos físicos concomitantes; dificultades sociales; preocupaciones espirituales.

Es muy importante hacer notar que el dolor no aliviado puede acrecentar otros síntomas físicos, dañar las relaciones interpersonales o acentuar las preocupaciones espirituales del enfermo.

En algunas circunstancias es posible que el dolor y el sufrimiento, que generalmente van unidos, se disocien y aparezcan aislados el uno del otro. Es común el sufrimiento sin dolor, y es más raro el caso contrario, dolor sin sufrimiento. Puede presentarse dolor sin sufrimiento en casos de enfermos a los cuales se efectúa cirugía para dolores intolerables, como en la lobotomía; en estos casos, después de la operación el dolor sigue percibiéndose, pero sin repercutir sobre la afectividad ni estado emotivo del sujeto, lo que indica que el sufrimiento ha desaparecido. Esto significaría que si consideramos al dolor formado por dos componentes, fisiológico y psicológico, estas operaciones hacen desaparecer el componente psicológico, persistiendo el fisiológico. En los casos de sufrimiento sin dolor, el componente psicológico se independizaría del fisiológico, persistiendo como única manifestación del complejo doloroso.

Los estímulos dolorosos son predominantes y aparentemente reducen la percepción de la actividad originada a partir de estímulos cutáneos inocuos. En la jerarquía de las sensaciones cutáneas predomina el dolor. Si bien el dolor es predominante, en algunos casos en que no es muy intenso, la concentración de la atención sobre otras actividades (conversación, lectura, televisión, etc.) puede amortiguar la resonancia afectiva del dolor. Esto indica que hasta cierto punto, es posible disminuir la importancia del componente psicológico del dolor.

El dolor siempre es importante, porque es una señal que atrae la atención sobre algo que está ocurriendo en el organismo. Aunque no tenga una base orgánica, el dolor siempre significa una petición de ayuda.

El dolor es un sentido vital, no siempre útil y fiel en sus advertencias. Por sus manifestaciones excesivas e inútiles, es el precio que paga el organismo sensible a cambio de obtener seguridad ante amenazas de afuera y de adentro.

Receptores y estímulos del dolor

La sensación no es producida por un estímulo específico; no hay un estímulo que por sí mismo tenga la capacidad de producir dolor. Cualquier estímulo (mecánico, térmico, químico o eléctrico) aplicado con una gran intensidad puede producir dolor. La sensación de dolor depende entonces de la intensidad del estímulo, sin importar la calidad del mismo. El dolor es producido por estímulos que a intensidades débiles dan origen a otras sensaciones, como tacto, calor, presión o frío.

Estos estímulos que producen sensación de dolor cuando su intensidad es excesiva, actúan sobre receptores llamados nociceptores, que corresponden a terminaciones de fibras mielínicas A-delta y amielínicas C.

En una experiencia dolorosa generalmente pueden identificarse dos modalidades de dolor:

- Dolor punzante o primer dolor
- Dolor quemante o segundo dolor

El primero es transmitido por fibras rápidas A-delta y se acompaña de un retiro reflejo de la fuente productora del dolor, en caso de que ésta sea externa.

El segundo tipo de dolor es transmitido por fibras lentas, tipo C y va seguido de inmovilización de la zona afectada, lo cual la protege de lesiones consecutivas al movimiento.

El dolor visceral es conducido por fibras lentas tipo C, y en este caso no existe opción para el retiro rápido.

Se han descripto diversos tipos de nociceptores:

a) Mecano-nociceptores, que responden a estímulos mecánicos, pero no al calor ni al frío.

b) Nociceptores mecánicos y de calor, que responden a la estimulación mecánica y al calor.

c) Nociceptores mecánicos y de frío, que responden a la estimulación mecánica y a la disminución de temperatura (10 °C ó menos).

Se ignora si las terminaciones de las fibras aferentes nociceptoras pueden ser excitadas directamente por estímulos nocivos. Se cree que, al contrario de otras sensaciones, la estimulación de los nociceptores se hace por sustancias intermedias. A diferencia de otros estímulos, el algógeno produce cambios tisulares locales (eritema) y la persistencia de dicho estímulo, produce alteraciones y lesiones tisulares. Se acepta cada vez más que los nociceptores son estimulados cuando hay destrucción de tejidos, con lesión celular y liberación por ellas de sustancias químicas que actúan sobre los nociceptores; en este caso los receptores de dolor serían quimiorreceptores. Los estímulos nocivos, cualquiera sea su naturaleza, tienen la propiedad de producir dolor secundariamente a la lesión tisular. La lesión provoca liberación por las células lesionadas de una enzima proteolítica, que actuando sobre globulinas del líquido extracelular forma polipéptidos que excitan poderosamente las terminaciones nerviosas nociceptoras. La enzima proteolítica es una calicreína que actúa sobre un cininógeno (globulina alfa2) transformándolo en bradicinina, que produce dolor. La bradicinina es una de las sustancias algógenas más potentes, y se usa para estudiar la actividad de fármacos analgésicos, inyectándola en el peritoneo del ratón, en el cual produce una reacción de dolor llamada retorcimiento.

Bases Neurofisiológicas del Dolor

El estudio del dolor se puede efectuar en humanos y en animales. Las técnicas más usadas en humanos se basan en la aplicación de un estímulo térmico, utilizando una lámpara especial (algómetro) y un sistema de lentes que producen una distribución uniforme del calor en la piel. El dolor se produce cuando la piel alcanza una temperatura de 44 a 45 °C.

Para el estudio del dolor en animales se observa en ellos la reacción individual al dolor, que tiene los siguientes componentes:

a) Manifestaciones emocionales.

b) Reacciones reflejas somáticas y viscerales.

c) Intento volitivo de escape.

El umbral al dolor es muy elevado, con relación a los umbrales de las demás sensaciones. El umbral al pinchazo es unas mil veces mayor que el umbral del tacto.

Por estudios efectuados con el algómetro, se acepta que el umbral al dolor es muy parecido en distintas personas estudiadas, y que en ese umbral no influye la edad, sexo, fatiga o estado de ánimo. El concepto de que hay personas más sensibles que otras al dolor debería cambiarse, diciendo que hay personas cuyas reacciones al dolor (emocionales, vegetativas, somáticas, etc.) son mayores que en otras personas. En esas personas más sensibles al dolor, predomina el componente psicológico del mismo.

En sentido fisiológico, los receptores del dolor no se adaptan como otros receptores sensoriales (tacto). Esto quiere decir que mientras actúe el estímulo doloroso, los receptores siguen descargando impulsos nerviosos con la misma frecuencia, sin tendencia a disminuir esa velocidad de descarga. Considerando este hecho desde el punto de vista de la supervivencia, es una circunstancia beneficiosa para el individuo, puesto que permite que durante toda la duración del estímulo pernicioso se perciba el dolor, atrayendo la atención sobre lo anormal que está ocurriendo en el organismo.

En ciertas condiciones, cuando el estímulo doloroso sigue actuando, desciende el umbral de los receptores nociceptivos, lo que hace que cada vez sea más excitable con una intensidad menor. Este hecho se conoce como hiperalgesia primaria y es común en las quemaduras de piel.

El dolor es una de las sensaciones que peor se localiza. Dentro de los tipos de dolor, el que mejor se localiza es el agudo o punzante, que lo puede hacer con un error de pocos milímetros o centímetros. Los que peor se localizan son el dolor quemante y el dolor visceral. Esta diferencia de localización depende de la terminación de las vías dolorosas en tálamo y corteza. Las fibras A-delta, que llevan el dolor agudo, finalizan en forma más circunscripta, mientras que las fibras amielínicas C, que conducen el dolor quemante, tienen una terminación más difusa en tálamo y corteza.

Neuromoduladores periféricos del dolor

A pesar de que se acepta, en general, que la bradiquinina es la sustancia algógena más potente, hay muchas otras sustancias, llamadas neuromoduladores del dolor, que actúan sobre los nociquimiorreceptores para contribuir a generar dolor.

En realidad la neuromodulación en sí, puede actuar generando dolor, como así también suprimiéndolo; de allí el término "modulación".

Existen neuromoduladores periféricos y medulares (estos últimos se tratan a propósito de Regulación de las Aferencias Dolorosas).

1) En los ejercicios musculares intensos, sobre todo en personas poco entrenadas o sin entrenamiento, se pueden producir calambres por acumulación de ácido láctico, y dolores isquémi-

cos desencadenados por la anoxia y la acumulación de anhídrido carbónico.

2) La histamina, que generalmente produce prurito, también puede producir dolor si se acumula en grandes cantidades a nivel de los tejidos.

3) La serotonina es algógena en la periferia y proviene de la agregación plaquetaria.

4) Las prostaglandinas no son algógenas por sí mismas, sino que actúan sensibilizando a los nociquimiorreceptores a la acción de otras sustancias.

5) La sustancia P, si bien se la considera neurotransmisora a nivel de la primera con la segunda neurona de la vía del dolor en la médula, también se encuentra en abundancia en las terminaciones nerviosas libres. Producida en el ganglio de la raíz posterior medular, se libera en las terminaciones nerviosas periféricas, contribuyendo a la liberación de histamina y otros péptidos, que contribuyen a la producción de dolor.

Proyección del dolor

El procesamiento de las sensaciones se produce en última instancia en el cerebro, pero en ningún caso somos conscientes de ello. Por el contrario, nuestras sensaciones son percibidas en la superficie corporal o proyectadas hacia el mundo exterior, hacia el lugar de donde la experiencia supone que proviene el estímulo actuante (el sonido parece provenir de las campanas; el dolor, del interior del cuerpo; la temperatura, del interior y exterior del cuerpo; etc.).

Este hecho se conoce como proyección de la sensación, y del dolor en particular. La estimulación de las vías sensoriales en cualquier punto de su trayecto entre los receptores periféricos y la corteza cerebral, da lugar a una sensación que se proyecta hacia la periferia del cuerpo y no hacia la parte estimulada. La irritación de una raíz raquídea posterior por un disco intervertebral, da origen a un dolor en la zona cutánea inervada por esa raíz, y no en la zona donde la raíz es comprimida por el disco. La corteza cerebral interpreta los impulsos nerviosos como provenientes de los receptores sensoriales y no de la zona de estimulación. (Ver Figura 1- A.).

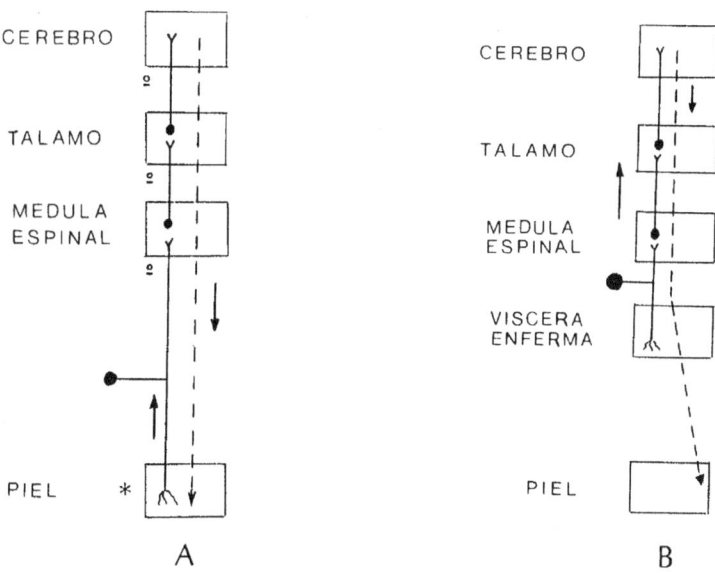

Figura 1.   **A**. Ejemplo de lugares de la vía nerviosa donde puede originarse el dolor (°). El dolor que se origina en cualquier trayecto de una vía nerviosa se proyecta hacia la piel inervada por las fibras nerviosas de esa vía. Es el dolor proyectado o irradiado. (*) Lugar de la piel donde se percibe el dolor (dolor proyectado)

B. El dolor originado en una víscera, se percibe en la zona de la piel (dermatoma) correspondiente a esa víscera. Es el dolor referido.

La **proyección** es un proceso psicológico que hace que la sensación parezca provenir de alguna región del cuerpo o del mundo exterior. La estimulación de la corteza sensitiva en un área determinada produce sensaciones localizadas en la zona cutánea que corresponde somatotópicamente a la zona de la corteza cerebral estimulada. Así, la estimulación de la zona correspondiente a la mano origina sensaciones localizadas en la mano. En última instancia, la proyección consiste en un "error de interpretación" del cerebro, que juzga mal el lugar donde la vía nerviosa ha sido estimulada.

El dolor proyectado se conoce también como dolor irradiado, como en el caso del dolor irradiado en la ciática, que no es nada más que la proyección del dolor producido por la estimulación anormal de las raíces nerviosas. Otro ejemplo de irradiación-proyección de la sensación, lo tenemos en el hecho tan corriente de la sensación de hormigueo que se produce al golpearnos el codo sobre el nervio cubital; la estimulación se hace sobre el trayecto del nervio, pero la sensación la percibimos sobre la zona cutánea donde se encuentran los receptores cutáneos inervados por el cubital.

Miembro Fantasma

El conocimiento del fenómeno de proyección de las sensaciones, explica el caso del miembro fantasma. Pacientes que han sufrido la amputación de un miembro, tienen la sensación que dicho miembro está presente. El miembro fantasma puede incluso ser asiento de dolor. En el muñón del miembro amputado se producen procesos irritativos que originan impulsos nerviosos que llegan a la corteza sensitiva. La corteza interpreta que esos impulsos provienen de los receptores del miembro ausente, o sea de las zonas cutáneas que en condiciones normales están inervadas por los nervios de ese miembro.

Durante el curso de la vida el cerebro aprende que determinadas fibras nerviosas proceden de determinadas zonas del cuerpo. Por definición de **proyección**, la estimulación de cualquier parte de la vía nerviosa que une una zona cutánea con la corteza, es percibida por ésta como si esa estimulación se originara en los receptores de esa zona cutánea. (Ver Fig. 1-A). Esto es lo que sucede en el miembro fantasma y la sensación percibida puede ser de parestesia o de dolor.

La falta de aferencias del miembro ausente contribuye a que a distintos niveles del sistema nervioso central puedan generarse impulsos nerviosos que den lugar al fenómeno de proyección conocido como **miembro fantasma**.

Se denomina **dolor fantasma** al dolor que se percibe en la región anatómica de un miembro u órgano previamente amputado (miembro superior, miembro inferior, nariz, mama, pene). Deben cumplirse tres condiciones para la aparición del dolor fantasma:

1) Las áreas corticales correspondientes al miembro amputado deben haber recibido previamente y por largo tiempo, información sensorial y cinestésica del miembro en cuestión.

2) El individuo debe tener desarrollada una representación somática previa y completa del miembro amputado.

3) Las informaciones provenientes del miembro afectado deben haberse interrumpido ***bruscamente***. En tal sentido, pacientes con compromiso crónico del miembro afectado, como en el caso de la lepra, endoarteritis obliterante, o congelación seguida de amputación, no presentan dolor fantasma. El lugar de interrupción de las aferencias es variable: plexos, cordones posteriores de médula, tálamo óptico, corteza cerebral sensitiva.

Se puede decir que "no sólo las terminaciones libres y las fibras A-delta y C cuando son estimuladas en forma intensa por un agente injuriante tisular pueden dar lugar a una sensación dolorosa, sino que la desaferenciación sensorial por transección total o parcial de nervios periféricos o de los cordones nerviosos que transmiten los impulsos nerviosos hacia los centros superiores, pueden dar origen a descargas iterativas anormales a nivel de los complejos neuronales que se encuentran en el trayecto de la vía nociceptiva, especialmente a nivel del asta posterior de la médula espinal y a nivel talámico. En el primer caso el dolor (periférico), se produce por activación directa de la vía nociceptiva y en el segundo, es una consecuencia indirecta de la desaferenciación sensorial, con desinhibición de complejos neuronales, que por esta razón entran en actividad permanente iterativa, dando lugar a una forma de dolor que en este caso es de origen central". (3)

Un caso particular de dolor proyectado es el **dolor referido**. En éste la proyección del dolor no se hace sobre el órgano donde nacen los impulsos aferentes originados en la estimulación de los receptores, sino que se proyecta sobre una zona distinta. Por ejemplo, en el infarto de miocardio, los impulsos dolorosos aferentes provienen del corazón, pero son percibidos en el brazo izquierdo, como si la estimulación dolorosa se hubiera producido en ese brazo.

En el caso del dolor referido se produce un "error" sistemático en la proyección del dolor. Todo sucede como si la corteza cerebral fuera engañada. (Ver Fig. 1-B)

Tipos de dolor

El dolor puede estudiarse desde distintos puntos de vista. Pueden considerarse:

a) Características.

b) Localización.

c) Carga afectiva.

d) Proyección.

e) Propiedad de manifestarse en una zona completamente distinta a la de su origen (dolor referido).

f) Repercusión sobre funciones orgánicas.

g) Naturaleza de sus fibras aferentes (somáticas o viscerales).

h) Tiempo de latencia.

De acuerdo a cómo se agrupan todas esas variables se puede clasificar el dolor en:

a) Dolor cutáneo o somático superficial.

b) Dolor somático profundo.

c) Dolor visceral.

d) Dolor víscero-somático.

a) Dolor cutáneo o somático superficial.

El dolor cutáneo puede ser de dos tipos:

1) Dolor agudo o punzante.

2) Dolor quemante.

Estos dos tipos de dolor pueden presentarse juntos, uno a continuación del otro, o bien aisladamente.

El dolor agudo o punzante, como el que se produce con la introducción brusca de una aguja en la piel, es de latencia breve, se localiza con bastante precisión, aunque no tanto como la sensación táctil. La reacción emocional y repercusión sobre funciones orgánicas (circulación y respiración) son poco importantes. Este dolor es rápido y es conducido por fibras A-delta (diámetro: 1 a 5 micras, y velocidad de conducción: 6 a 30 m/s). Puede ser estudiado como una sensación más o menos pura y evaluado cuantitativamente con precisión, determinando sus umbrales.

El segundo tipo de dolor cutáneo, el quemante, se inicia lentamente y persiste más tiempo, siendo su localización menos precisa y más difusa, pudiendo persistir muchos segundos después de suprimido el estímulo nocivo. Es todavía más difícil de localizar cuando se presenta en ausencia de dolor agudo. Se caracteriza por provocar sufrimiento y ser acompañado de reacciones emocionales y respuestas viscerales y somáticas de muy difícil valoración cuantitativa. Este tipo de dolor es conducido por fibras C, amielínicas, con diámetro de 0,5 a 1,2 micras y velocidad de conducción de 0,7 a 2,3 m/s. Estos dos tipos de dolor cutáneo son independientes de la duración del estímulo nocivo. Un mismo estímulo (pinchazo, quemadura, corte de la piel) puede originar los dos; primero el agudo, por la mayor velocidad de conducción de sus fibras y posteriormente el quemante, por transcurrir por fibras más lentas.

Las fibras aferentes A-delta y C que conducen estos dos tipos de dolor tienen su neurona (primera en la vía del dolor) en el ganglio de la raíz posterior y hacen sinapsis en las astas posteriores de la médula espinal con la segunda neurona de la vía del dolor.

b) Dolor somático profundo.

Es el dolor que se origina en músculos, aponeurosis, periostio y tendones. Las fibras aferentes que conducen este tipo de dolor serían preferentemente A-delta (accesoriamente, fibras C). Cualquier estímulo destructor de tejido (presión, calor, heridas, etc.) produce dolor.

En el caso del músculo, un estímulo eficaz es la contracción sostenida, intensa y reiterada; el dolor es mucho más intenso si hay isquemia. Se atribuye este dolor a la liberación de sustancias algógenas por la anoxia.

El dolor somático profundo es sordo, irritante o terebrante, difícil de localizar, y tiende a proyectarse. Va acompañado de reacciones viscerales y tiene características especialmente desagradables.

El periostio tiene el umbral más bajo para estímulos nociceptivos, siguiendo en orden ascendente los ligamentos, cápsula articular, tendones, aponeurosis y músculos.

El dolor profundo puede provocar contracciones reflejas de la musculatura, como en el caso de músculos periarticulares que fijan una articulación enferma. La contracción sostenida del músculo puede a su vez generar dolor y éste puede persistir después de suspendida la contracción.

También una contracción sostenida producida por actividad de centros nerviosos superiores puede producir dolor.

Las contracciones reflejas pueden ser importantes signos diagnósticos en algunas enfermedades: *signo de Kerning* en meningitis, *rigidez abdominal* en la peritonitis, etc. En estado de ansiedad o perturbaciones emocionales puede producirse aumento del tono de los músculos del cuello y del cuero cabelludo, hecho que puede ocasionar cefalea. En casos de lumbago, el dolor sería producido, más que por la afección nerviosa original, por la contracción prolongada de los músculos lumbares.

El dolor somático profundo puede ser referido al dermatoma inervado por las raíces que conducen impulsos aferentes desde el músculo estimulado. Se llama **dermatoma** al segmento cutáneo inervado por el correspondiente nervio espinal. Lo antes citado, se demostró inyectando solución salina hipertónica en músculos intercostales y rectos abdominales. El dolor se sintió en una zona cutánea distante del músculo.

La primera neurona de la vía del dolor somático profundo es igual a la del dolor cutáneo.

c) Dolor visceral.

Como ya se ha hecho notar, el dolor visceral es siempre patológico, porque las vísceras en estado normal tienen un funcionamiento que no produce ninguna sensación (cenestesia).

Los receptores viscerales son, como en todo tipo de dolor, las terminaciones nerviosas libres, idénticas a las de la piel, pero menos numerosas. Su número es mayor en las serosas, mesos y paredes arteriales.

En general las vísceras no son sensibles a los estímulos comunes, como compresión, corte, cauterización o manoseo. En cambio las vísceras huecas son muy sensibles a la distensión. La hiperemia o inflamación de las mucosas también produce dolor. En los órganos envueltos por una cápsula conjuntiva, como el caso del hígado, la distensión del órgano, que en sí es indoloro, produce dolor por distensión de la citada cápsula.

Las fibras aferentes viscerales que llevan la sensibilidad dolorosa se adosan a las fibras simpáticas y parasimpáticas. En general, las fibras sensitivas viscerales corresponden a:

1) Fibras sensitivas propiamente dichas (dolor, distensión, etc.).

2) Fibras aferentes que no conducen mensajes sensoriales en sí, sino que intervienen en la constitución de arcos reflejos reguladores de la actividad visceral.

La mayor parte de las fibras aferentes del vago son del segundo grupo, es decir que intervienen en la regulación visceral refleja. En este caso las fibras aferentes vagales que llevan impulsos dolorosos corresponden a las que inervan las partes superiores de la tráquea y esófago. La estimulación vagal por debajo del nervio laríngeo recurrente ya no provoca en el humano sensación dolorosa, ni los reflejos característicos de dolor en animales.

En cambio, todas las vísceras pelvianas (órganos de la reproducción; vías urinarias), que están inervadas por fibras del nervio pélvico (parasimpático), tienen también fibras sensoriales que conducen, entre otras sensaciones, el dolor.

Por su parte, las fibras aferentes que transcurren adosadas a los nervios simpáticos (nervios cardíacos y esplácnicos) y que inervan las vísceras torácicas y abdominales, son fibras sensoriales que conducen los impulsos dolorosos provenientes de esos órganos. En el sistema simpático, al contrario de lo que ocurre en el parasimpático, las fibras aferentes no son esenciales en la regulación refleja visceral; los reflejos simpáticos sólo se producen en condiciones extremas y patológicas.

La primera neurona de la vía del dolor visceral es similar a la del dolor somático, teniendo las fibras nerviosas aferentes su cuerpo neuronal en el ganglio de la raíz posterior. Las vías centrales son también similares a las del dolor somático, con una segunda neurona espinotalámica y una tercera tálamo cortical. No hay zonas talámicas y corticales destinadas específicamente a la sensibilidad visceral, imbricándose sus zonas con las somáticas. Las áreas corticales viscerales son pequeñas, lo que está de acuerdo con la pobreza de discriminación espacial de las sensaciones viscerales.

El dolor visceral es de dos tipos:

a) Dolor esplácnico propiamente dicho.

b) Dolor referido.

El ***dolor esplácnico*** es el localizado en la víscera que duele, si bien la localización es pobre y difusa. Por ejemplo, en la angina de pecho, además del dolor **referido**, hay un dolor localizado profundamente en la zona retroesternal, de carácter angustiante. Este dolor sería proveniente del corazón y proyectado a ese órgano, posiblemente porque la masiva estimulación de receptores dolorosos del corazón hace que se estimulen neuronas que sólo reciben fibras aferentes provenientes del corazón, y que están conectadas directamente con el tálamo y la corteza.

El *dolor referido* es el más común en afecciones viscerales y se produce a partir de órganos cuyos impulsos aferentes son conducidos por fibras sensitivas procedentes de los mismos. El dolor parece provenir de la superficie del cuerpo, a menudo a distancia considerable del órgano enfermo. Para comprender por qué se produce el dolor referido, es necesario recordar que durante el desarrollo embrionario diversas estructuras (piel, sistema nervioso, músculos, vísceras), que en las primeras etapas del desarrollo son contiguas por pertenecer al mismo segmento corporal o somita, al crecer pueden separarse y ocupar distintas posiciones en el organismo desarrollado, pero manteniendo siempre sus conexiones con el segmento nervioso junto al cual se han originado. Así, en un ejemplo típico, la porción central del diafragma, la piel y los músculos del hombro, se originan del mismo segmento corporal; pero el diafragma emigra más durante el desarrollo, aunque siempre unido a los segmentos nerviosos correspondientes (3º, 4º y 5º cervicales), a través de los nervios frénicos. La piel, músculos y demás estructuras del hombro, también están unidos a los mismos segmentos de la médula cervical (3º, 4º y 5º) por sus nervios correspondientes. Es decir que hay una solidaridad de inervación entre la porción central del diafragma y las estructuras del hombro, que se ha mantenido durante el desarrollo del cuerpo. Esto explica que las afecciones del diafragma (porción central) produzcan dolor referido en el hombro.

Para explicar el **dolor referido** se recurre a la **teoría de la convergencia**. A un segmento medular determinado llegan impulsos aferentes viscerales, somáticos y cutáneos de los diferentes tejidos y órganos inervados por ese segmento. Los impulsos viscerales convergen en las mismas neuronas que reciben impulsos aferentes cutáneos. A las neuronas medulares llegan, en condiciones normales, casi exclusivamente impulsos nerviosos originados en la piel. Es lógico que sea así, porque la piel está expuesta a una infinidad de estímulos externos que producen sensaciones (tacto, presión, dolor, temperatura, etc.), que llegan a los centros nerviosos si alcanzan el nivel de excitabilidad. En estado de salud, de las vísceras prácticamente no llegan impulsos a la médula. (Figura 2).

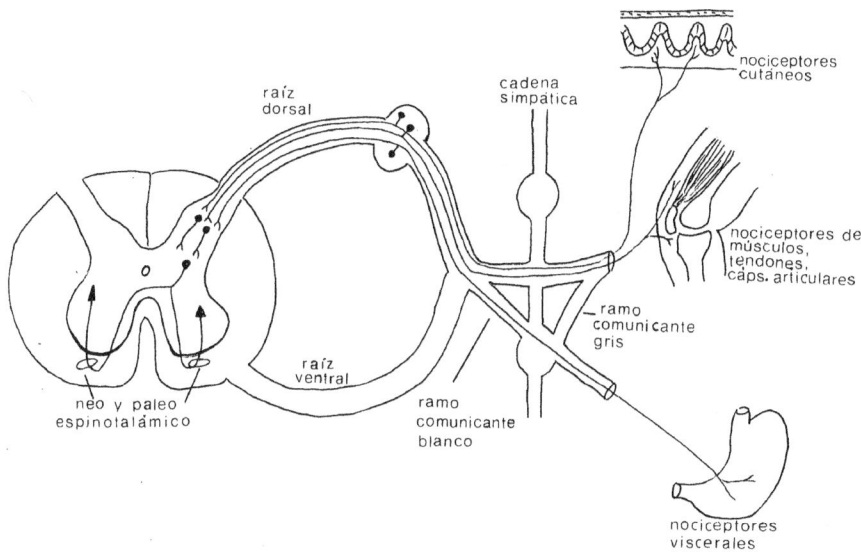

Figura 2. Extraída de Cingolani y Houssay, modificado.

En casos de procesos patológicos viscerales, gran cantidad de estímulos se originan en dichas vísceras y llegan a la médula; al converger en las mismas neuronas, los estímulos viscerales se suman a los estímulos cutáneos y se produce una descarga de esas neuronas, cuyos impulsos nerviosos, una vez llegados a la corteza cerebral, son interpretados como provenientes de la piel. Esta interpretación se basa en la experiencia previa del individuo, la cual dice que esa neurona es estimulada preferentemente por aferencias cutáneas.

d) Dolor viscerosomático

Algunas estructuras viscerales, como la pleura y peritoneo parietales, están inervadas por nervios somáticos.

El dolor viscerosomático (pleural y peritoneal) es localizado en la zona cutánea suprayacente al sitio de estimulación, posiblemente porque una misma raíz inerva las áreas superpuestas de las superficies internas y externas de la pared toracoabdominal. En este caso no hay dolor referido. En cambio, se produce otro fenómeno consistente en un reflejo motor, que produce contractura y rigidez de los músculos suprayacentes. Este hecho es evidente en las peritonitis, en las cuales la estimulación inflamatoria del peritoneo parietal, produce rigidez de los músculos abdominales.

4

Algunas variaciones sobre dolor

Hiperalgesia.

Se llama hiperalgesia a la percepción exagerada del dolor. Esto puede deberse a una disminución del umbral al estímulo doloroso, o bien, siendo normal el umbral, el dolor se percibe con más intensidad.

Los traumatismos mecánicos, quemaduras, congelación, sustancias irritantes, rayos ultravioletas, etc., después de un tiempo que puede variar de segundos a horas (según la naturaleza del agente que actúa), originan dilatación capilar y arteriolar, acompañada de edema y dolor, con hiperalgesia ante todos los estímulos: contacto con la zona lesionada, frío, calor, frotes, etc.

La zona de hiperalgesia se extiende más allá de la zona lesionada, especialmente cuando la agresión ha sido severa. Si no hay dolor espontáneo, es fácil provocarlo poniendo tensa la piel, aumentando su temperatura a 32 - 35°C, o dificultando la circulación. Un frote produce inmediatamente un dolor intenso de corta duración, que luego de un intervalo de pocos segundos, es seguido de otro dolor que aumenta gradualmente y dura más tiempo. La supresión de la circulación exacerba y prolonga este segundo dolor.

La hiperalgesia por traumas, con daño tisular, posiblemente se deba a la liberación, en los tejidos dañados, de sustancias químicas algógenas (histamina, bradiquinina, sustancia P). En el tratamiento de esta hiperalgesia, tiene mucha importancia la adopción de una postura que evite la tensión de la zona lesionada, mantener una temperatura fresca en el ambiente (por debajo del nivel crítico de 32° C) y evitar todo trauma mecánico que toque o roce la lesión.

Analgesia congénita.

El dolor es una sensación que influye en la vida instintivo-afectiva y tiene importancia, sobre todo en las primeras etapas de la vida, en el aprendizaje de un comportamiento adecuado a determinadas circunstancias. Pero a pesar de ello, no es indispensable para la supervivencia. Como prueba que puede haber desarrollo y vida normal sin dolor, están los casos comprobados de analgesia congénita, o sea de individuos incapaces de sentir dolor. En estos casos no se siente dolor ante estímulos externos o que tengan sus orígenes en las vísceras. Así, no hay dolor ante pinchazos, golpes, calor, etc., o en estructuras profundas. La isquemia muscular, la distensión del esófago con un balón, la compresión de un testículo, etc., no producen ninguna sensación dolorosa. La sensibilidad táctil, térmica y propioceptiva son normales, pero no hay sensación de prurito.

Estas personas no presentan las reacciones generales de dolor, ni los reflejos defensivos (retirada de un miembro ante un estímulo doloroso), ni se quejan, ni tienen otras manifestaciones propias de un estado de conciencia del dolor. La falta de un síntoma cardinal (en este caso, el dolor) en enfermedades que habitualmente transcurren con el mismo, puede constituir una situación peligrosa para el individuo.

No hay datos anatómicos que indiquen alguna lesión nerviosa que explique este estado. La anomalía puede estar en cualquier punto de la vía transmisora del dolor.

Prurito y cosquilleo

El **prurito** es una sensación desagradable, que puede variar desde una molestia apenas perceptible hasta una sensación que influye sobre la conducta, de la misma manera que un dolor intenso. Se origina exclusivamente en la epidermis. No se localiza tan bien como el dolor y el tacto epicrítico; tiende a irradiarse y persistir después de cesado el estímulo.

1) El prurito tiene relación con la sensibilidad dolorosa; en los casos patológicos de disociación de la sensibilidad, como en los bloqueos anestésicos, aparecen y desaparecen juntos.

2) El prurito desaparece en la analgesia congénita, pero se conserva cuando hay anestesia táctil sin analgesia.

3) Es independiente de la sensibilidad térmica.

4) Los estímulos que provocan prurito originan impulsos nerviosos que transcurren por fibras finas (A-delta y C), las mismas de la sensibilidad dolorosa.

5) En la médula, los impulsos que transmiten el prurito ascienden por los haces espinotalámicos, junto con la sensibilidad dolorosa; la sección de ellos suprime la sensación de dolor y el prurito.

Posiblemente, como en el caso del dolor, el prurito se deba a la liberación de una sustancia química por los tejidos. Cualquier agente que suprime el dolor, calma el prurito.

La localización cortical de esta sensación probablemente corresponde a la del dolor. Sus receptores parecen ser terminaciones amielínicas, pero más superficiales que las del dolor.

En ciertas enfermedades existe el prurito como síntoma: reacciones alérgicas, enfermedades hepatobiliares, afecciones cutáneas, etc.

El **cosquilleo** es una especie de prurito muy débil y se produce por estímulos suaves que se desplazan sobre la piel. Se debería a la excitación simultánea de los receptores táctiles y dolorosos. El cosquilleo no puede provocarse cuando no hay sensaciones dolorosas y sí táctiles, y cuando se conserva la sensación dolorosa y no la táctil. Por lo tanto, el cosquilleo requiere la integridad de las vías del dolor y del tacto.

Dolor neuropático.

El dolor neuropático es el producido por anomalía funcional o estructural en el sistema nervioso central (SNC) o periférico y aparece sin estimulación de los nociceptores periféricos. Son ejemplos: traumatismo de nervio craneal o de nervio periférico; compresión por crecimiento neoplásico; trastornos metabólicos (neuropatía diabética); infarto de área neurológica; infección viral del nervio (herpes zoster-HIV).

El dolor puede ser de carácter quemante, pulsátil o bien de tipo lancinante.

Otras consideraciones

Cuando se produce la injuria de un nervio periférico, se desencadena un fenómeno inflamatorio local que incrementa la sensibilidad de los nociceptores. La vasodilatación local se acompaña de la llegada a dicha zona de serotonina, histamina, bradiquinina, sustancia P y metabolitos del ácido araquidónico. Como los nociceptores tienen disminuido su umbral para los estímulos dolorosos de baja intensidad, la respuesta está incrementada para estímulos mecánicos y térmicos a nivel de la injuria. Esta zona se denomina zona de hiperalgesia primaria. En cambio, se llama área de hiperalgesia secundaria, a la zona de tejido no dañado, alrededor del sitio de injuria. Allí, la hipersensibilidad a un contacto leve, puede provocar dolor. En estas circunstancias, a nivel del asta posterior de la médula se produce una "reorganización neuroplástica" que incluye: expansión del área receptora; incremento en la magnitud y duración de la respuesta a estímulos; reducción del umbral a estímulos.

Los neurotransmisores **glutamato, GABA, sustancia P, neuroquinina A**, y un **péptido genéticamente relacionado a calcitonina**, intervienen en los procesos de desinhibición e inducción de la sensibilización, a nivel del SNC.

El daño de un nervio periférico puede acompañarse de desmielinización, lo cual predispone a la aparición de estímulos ectópicos que se transmiten a lo largo de la fibra nerviosa, hacia la médula. Estas descargas aferentes pueden hacerse sostenidas y persistir por largo tiempo aún cuando el desencadenante haya desaparecido. Estos hechos explican la persistencia del dolor neuropático (13).

También se produce actividad ectópica cuando a nivel de la zona dañada del nervio se forma un *neuroma*, puesto que allí se concentran mediadores químicos y receptores, favoreciendo el desencadenamiento de estímulos.

5

Vías nerviosas relacionadas al dolor

Haces espinotalámicos

Los haces espinotalámicos corresponden a la vía que conduce las sensaciones de tacto protopático o grosero, el dolor y las sensaciones térmicas (frío, calor). Su trayecto transcurre por los cordones anteriores y laterales de la médula, y se pueden sistematizar en tres fascículos: neoespinotalámico, paleoespinotalámico y espinorreticular; no son homogéneos en cuanto al número de neuronas que lo constituyen, porque si bien los fascículos neo y paleoespinotalámicos tienen tres neuronas, el espinorreticular está constituido por muchas más neuronas, sin que se pueda precisar su número. Es, por lo tanto, una vía polisináptica.

La neurona de primer orden es similar para los tres fascículos, estando su cuerpo neuronal en el ganglio de la raíz posterior. Esta neurona hace sinapsis en el asta posterior de la médula con neuronas de segundo orden, que darán origen a los diversos fascículos; los axones de estas neuronas se cruzan en la médula pasando al cordón anterolateral del lado opuesto. En su ascenso, las fibras que forman los tres fascículos difieren en su constitución, en su terminación y en su ubicación. Las fibras del neoespinotalámico ocupan la parte más externa, las del paleoespinotalámico y del espinorreticular, ocupan la parte interna, más cerca de la línea media.

Las fibras son en su mayoría de tipo A-delta para el neo, con algunas A-alfa; son A-delta para el paleo, que también tiene fibras C; son fibras C y A-delta finas para el espinorreticular. Por lo tanto, se puede decir que en general, el neo tiene más fibras de conducción rápida que el paleo y éste a su vez, más fibras rápidas que el espinorreticular.

Los axones de las neuronas espinales de segundo orden del neoespinotalámico, terminan en el núcleo ventral posterolateral del tálamo, donde contactan con las neuronas de tercer orden, cuyos axones terminan en el área somestésica post-rolándica (área 1).

Las neuronas de segundo orden del paleoespinotalámico terminan en el tálamo, pero en forma no tan circunscripta como el anterior; en parte terminan en el núcleo ventral posterolateral talámico, y en parte en los núcleos intralaminares talámicos. Las neuronas de tercer orden, que se encuentran en el núcleo posterior talámico, terminan en el área somatosensorial II y las que se localizan en los núcleos intralaminares, en diversas zonas de la corteza frontal y parietal.

Los axones de las neuronas de segundo orden del fascículo espinorreticular, son los que tienen una terminación más difusa. No llegan directamente al tálamo, sino que terminan a lo largo de la formación reticular y de allí se proyectan hacia el tálamo. Es decir que entre las neuronas de segundo orden medular y las talámicas, se interponen varias neuronas reticulares; de éstas nacen fibras que van a terminar en los núcleos reticulares talámicos, de donde se proyectan en forma difusa a toda la corteza cerebral.

Filogenéticamente, el sistema espinotalámico es más viejo que el del cordón posterior medular (Goll y Burdach). Dentro del sistema espinotalámico, el más nuevo es el neo, que no existe en vertebrados inferiores; y los más viejos son el espinorreticular y el paleo, en ese orden. El neoespinotalámico tiene un desarrollo filogenético muy rápido; apenas si se lo encuentra en roedores y en carnívoros, pero su tamaño aumenta mucho en primates, llegando a su máximo desarrollo en el hombre.

No está bien determinando por cuáles fascículos se transmiten las sensaciones de dolor, temperatura y tacto protopático. El dolor rápido sería conducido por el neo, lo mismo que la sensación táctil y el prurito. Al dolor lento lo conducirían los fascículos paleo y espinorreticular. No está establecido si las sensaciones térmicas son conducidas por algún fascículo en especial o por los tres en su conjunto.

El dolor rápido sería bien localizado porque la vía que lo conduce no tiene difusión colateral, y es una vía directa, receptor-médula-tálamo-corteza. En cambio, el dolor lento sería difuso y poco localizado porque sus vías tienen mucha difusión o divergencia, terminando en amplias zonas de la formación reticular y del tálamo en primer término, y luego en zonas difusas de la corteza cerebral.

Una característica de la vía espinorreticular, es que por terminar en la formación reticular, tiene mucha importancia en la reacción de despertar y en el mantenimiento de la vigilia.

Por último, diremos que los receptores de la vía táctil son los corpúsculos de Meissner, Merkel y los perifoliculares. Los receptores del dolor son terminaciones libres, lo mismo que los del frío y calor, que corresponden a dos categorías diferentes.

El cosquilleo requeriría la integridad de la vía del dolor y también la del tacto.

Fascículo espinotectal

Este fascículo nace en el asta posterior de la médula, de neuronas no determinadas todavía, cruza la línea media y pasa al cordón anterolateral opuesto de la médula y asciende en íntima asociación con el sistema espinotalámico. A la asociación anatómica con este sistema, correspondería, según algunos autores, una afinidad funcional, porque el fascículo espino tectal estaría relacionado con la fisiología del dolor. Esto se deduce por las terminaciones en los tubérculos cuadrigéminos superiores, y sobre todo en la sustancia gris periacueductal, teniendo en cuenta la relación de esta última con el dolor, como constituyente del sistema analgésico endógeno. En caso de ser esta su función, la neurona de primer orden tendría sus terminaciones periféricas en relación con los receptores del dolor.

Sistema trigeminal

El sistema trigeminal abarca las vías sensitivas que corresponden a la cara y gran parte de la cabeza, que están inervadas por el trigémino. Las fibras sensitivas tienen su origen en receptores del mismo tipo que los de la sensibilidad general (tacto, tacto-presión, dolor, temperatura, receptores musculares, tendinosos y articulares). La neurona de primer orden tiene su cuerpo en el ganglio semilunar, que equivale a los ganglios de la raíz posterior de los nervios espinales. Las neuronas de segundo orden se encuentran en los núcleos centrales del trigémino, que se extienden desde el mesencéfalo hasta la parte superior de la médula (núcleos mesencefálico, principal y bulbo-espinal). Desde esos núcleos, los axones ascienden por el haz trigémino-talámico hasta el tálamo, ya sea directamente o por relevos multisinápticos en la formación reticular. Desde el tálamo, donde se encuentran las neuronas de tercer orden, las fibras de la vía trigeminal llegan a la corteza cerebral, a las áreas somestésicas. Las fibras que constituyen esta vía comprenden todo el espectro de las fibras, desde las más gruesas y veloces (A-alfa) hasta las más finas y lentas (amielínicas C), de acuerdo al tipo de sensibilidad que conduzcan.

A nivel superior, el dolor tipo punzante (fibras rápidas A-delta) y el dolor quemante (fibras lentas tipo C), tienen una distribución diferente. Las fibras ascendentes del dolor punzante van al tálamo somatosensorial y de allí a la corteza cerebral (área S II). Las fibras ascendentes que transportan información del dolor quemante, llegan a las regiones talámicas más centrales y de allí se proyectan de modo más difuso hacia la corteza, formación reticular ascendente, sustancia gris periacueductal e hipotálamo.

En las vías dolorosas el tálamo tiene mayor jerarquía que la corteza cerebral misma. Así, lesiones talámicas pueden producir desde la desaparición de un dolor crónico, hasta la producción de un dolor insoportable. En cambio, el daño cortical sólo produce discreta disminución del dolor, o bien no lo modifica.

De modo general, puede decirse que los impulsos dolorosos son enviados a varias áreas cerebrales:

- Areas sensitivas del lóbulo parietal (localización e interpretación del dolor).

- Sistema límbico (respuestas afectivas y vegetativas del dolor).

- Lóbulo temporal (memoria del dolor).

- Lóbulo frontal (valoración personal de la importancia del dolor).

6

Regulación de las aferencias dolorosas

Analgesia endógena: Barrera al dolor y opioides endógenos.

Se conoce desde hace mucho tiempo, que ciertas maniobras o manipulaciones en personas afectadas de procesos dolorosos, pueden calmar ese dolor. Tal es el caso de los masajes o fricciones, que al ser efectuados sobre zonas dolorosas pueden disminuir la sensación de dolor. Este hecho se conoce como *contrairritación* y es aplicado en forma empírica por las madres, que acariciando suavemente la parte afectada por el golpe de su hijo, consiguen que éste deje de llorar ("sana, sana, colita de rana; si no sana hoy, sanará mañana").

La acupuntura, método usado por los chinos hace milenios, produce analgesia por manipulación. Es sabido que consiste en la introducción de agujas, de modo prácticamente indoloro, en puntos determinados de la superficie corporal, agujas que luego son manipuladas para conseguir el efecto analgésico deseado.

Un hecho que durante mucho tiempo mantuvo intrigados a los investigadores es la hiperalgesia y algias espontáneas que se presentan en enfermedades cuyo efecto común es la destrucción de las fibras nerviosas gruesas, que llevan las sensaciones no dolorosas (táctiles y propioceptivas), aún sin lesiones o irritación de las fibras finas, que son las que conducen el dolor. Tal es el caso de las neuralgias, causalgias, crisis gástricas del tabes, etc. También las lesiones traumáticas e inflamatorias de los nervios, que afectan las fibras gruesas, son dolorosas.

Otro eslabón en el estudio del dolor se agregó al descubrir que la estimulación de ciertas zonas del tronco encefálico, podría actuar sobre las neuronas espinales que intervienen en la conducción del dolor, impidiendo la transmisión de éste. Afín a este hecho, es conocida la circunstancia de que, en algunos casos, la conversación, lectura o mirar televisión, pueden disminuir la sensación de dolor, lo cual indica que también las partes más elevadas del sistema nervioso (corteza), podrían actuar sobre el dolor, a través de impulsos nerviosos descendentes.

A) Barrera al dolor

Hace ya algunos años fue elaborada una teoría sobre el dolor, que ofrece una explicación de los hechos, aparentemente tan dispares, citados más arriba (contrairritación, dolor por lesión de fibras gruesas, etc.). Es la **teoría de la barrera al dolor.**

Esta teoría se basa en la interacción mutua entre las fibras nerviosas gruesas que conducen los impulsos nerviosos nacidos de los receptores que no registran el dolor (mecanorreceptores) y las fibras finas que conducen impulsos nacidos de los receptores que registran el dolor (nociceptores). Esta interacción se produciría a nivel de la médula espinal, posiblemente en la sustancia gelatinosa de Rolando. (Ver Figura 3.).

Tanto las fibras gruesas (A alfa y A delta gruesas) que proceden de los mecanorreceptores, como las finas (C y A delta finas) que proceden de los nociceptores, harían sinapsis con una misma neurona, célula T, de la sustancia gelatinosa de Rolando, cuyo axón contribuye a formar la vía ascendente del dolor, en su segunda neurona. Pero antes de alcanzar la célula T, las fibras gruesas desprenden colaterales que hacen sinapsis con una interneurona inhibidora del asta posterior. El axón de esta neurona inhibidora va a hacer sinapsis tanto con la fibra gruesa del mecanorreceptor como con la fina del nociceptor, inmediatamente en la parte presináptica de estas fibras, antes que contacten con la célula T.

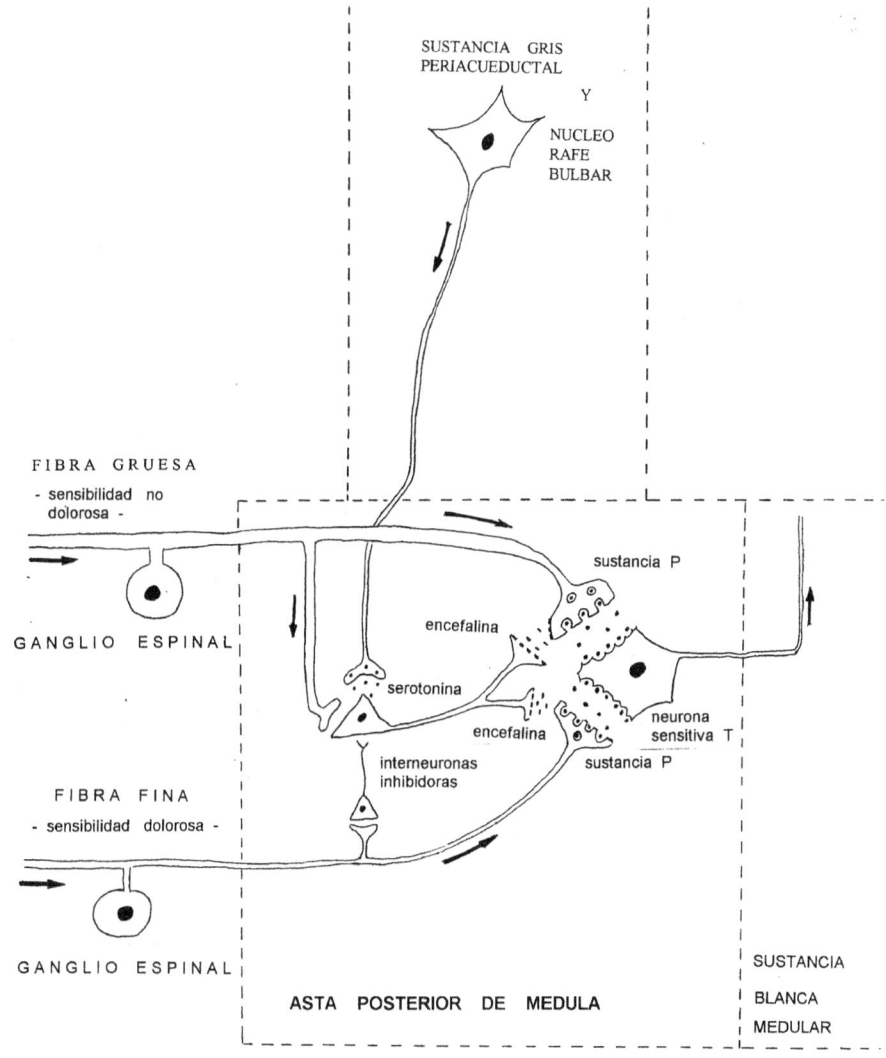

Figura 3. Barrera al dolor. Mecanismo de la analgesia endógena.

Por lo tanto, el impulso nervioso que viaja por la fibra gruesa, inhibe presinápticamente por intermedio de la interneurona inhibidora, a las fibras gruesas y finas que llegan a la célula T, y así, esta última neurona no es despolarizada. Esto hace que los impulsos nerviosos que llegan a ella, entre los cuales se encuentran los dolorosos, sean bloqueados, no pudiendo llegar a los centros superiores.

Por su parte, la fibra nociceptiva fina posee otra interneurona interpuesta entre ella y la primera neurona inhibidora presináptica. Esta disposición hace que cuando lleguen impulsos por la fibra fina nociceptiva, esta nueva neurona inhibidora, actuando sobre la neurona inhibidora presináptica, impida el efecto inhibidor presináptico de esta última sobre la célula T (desinhibición de la célula T), y por lo tanto los impulsos dolorosos, como los impulsos conducidos por fibras gruesas, son transportados por la célula T a los niveles superiores, donde se hacen conscientes.

Por lo tanto la estimulación de los nociceptores tiende a abrir la barrera, y la estimulación de los mecanorreceptores tiende a cerrarla, por la acción que ejercen dichas estimulaciones, en última instancia, sobre la célula T.

Por consiguiente la intensidad en la percepción del dolor en un momento determinado, dependería de cuál es el estímulo preponderante (mecanoceptivo o nociceptivo) que actúa en ese momento.

Esta barrera al dolor también sería controlada por impulsos nerviosos descendentes, provenientes de los centros nerviosos superiores, y que actuarían por inhibición presináptica en la misma zona que actúan los impulsos nerviosos periféricos.

En **resumen**, la teoría de la barrera al dolor postula que:

a) La información dolorosa es llevada por fibras finas (C y A delta finas), fibras que hacen sinapsis con neuronas del asta posterior de la médula.

b) Las neuronas del asta posterior que transmiten el dolor, están también influidas por otras fibras, que conducen información no dolorosa (fibras A alfa y A delta gruesas).

c) Hay un control de los centros nerviosos superiores sobre las neuronas medulares que transmiten la información sobre el dolor.

Esta teoría de la barrera explicaría la analgesia causada por la contrairritación, porque el masaje estimularía los mecanorreceptores y el impulso nervioso originado allí y conducido por las fibras gruesas cerraría la barrera, impidiendo el paso de los impulsos que llevan información nociceptiva por las fibras finas.

En la acupuntura, las agujas introducidas en las zonas cutáneas convenientes, estimularían las fibras gruesas, las cuales cerrarían la barrera.

En las enfermedades que destruyen las fibras gruesas y producen dolor, se produciría un desequilibrio entre las fibras gruesas y finas, con predominio de estas últimas, lo que tendería a abrir la barrera. Lo mismo sucedería en las lesiones traumáticas e inflamatorias que destruyen las fibras gruesas.

En la analgesia producida por estimulación de centros mesencefálicos, esta estimulación actuaría a través de vías descendentes sobre el sistema de neuronas inhibidoras de la médula, cerrando la barrera. Lo mismo ocurriría en el caso en que una distracción como la lectura, ver televisión, etc., produce disminución o abolición de la sensación dolorosa.

Los estímulos nocivos activan las terminaciones sensitivas periféricas de los nociceptores aferentes primarios mediante un proceso de transducción. El mensaje se transmite entonces por el nervio periférico hasta la médula espinal, donde establece sinapsis con las células de donde parten las dos vías ascendentes más importantes del dolor: el haz espinotalámico y el haz espinorreticulotalámico. El mensaje llega al tálamo, que lo transmite a la corteza frontal (Cx F) y a la corteza sematosensorial (Cx SS). (ver figura 4A)

Los impulsos que proceden de la corteza frontal y del hipotálamo (Hp) activan las células mesencefálicas que controlan la transmisión medular del dolor a través de las células del bulbo raquídeo. (ver figura 4B)

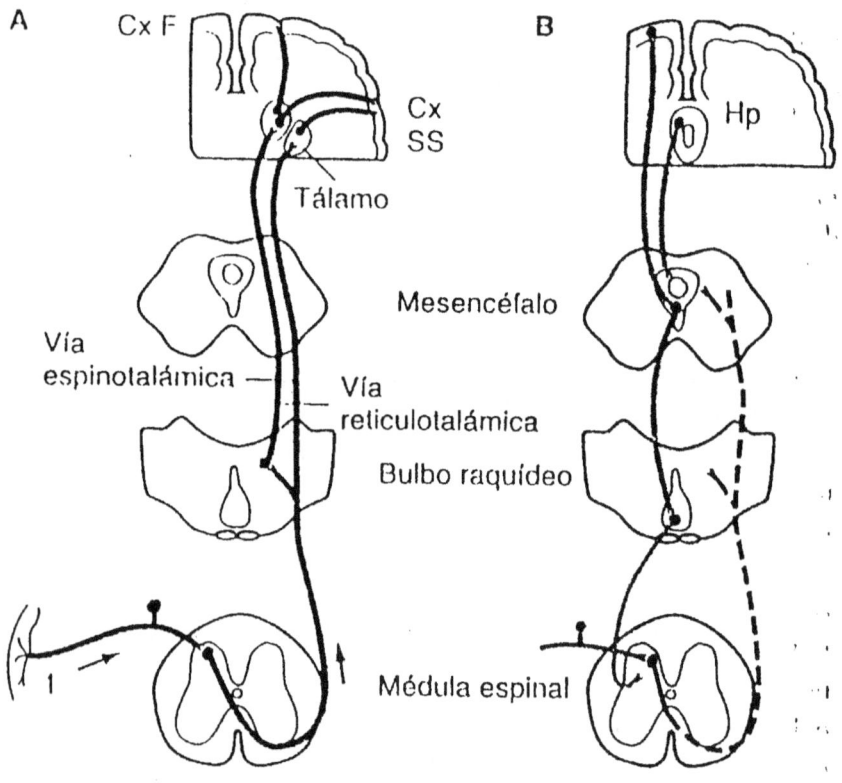

Figura 4. **A**. Sistema de transmisión de los mensajes nociceptivos. **B**. Red de regulación del dolor (de Fields y Martin. Explicación en el texto).

B) Opioides endógenos.

Un nuevo horizonte para el estudio del dolor se abrió con el descubrimiento de los opioides endógenos, sustancias existentes en el organismo y que presentan una similitud sorprendente con la morfina, alcaloide obtenido del opio, extraído a su vez de la flor de la amapola.

El punto de partida de este descubrimiento fue el hallazgo en diversas partes del sistema nervioso (hipotálamo, amígdala, núcleos talámicos intralaminares, sustancia gris periacueductal, núcleos reticulares y núcleos del rafe, asta posterior de la médula, etc.), de receptores de membrana para la morfina. Se planteó la hipótesis, ya que la morfina no existe en el organismo, de que estos receptores deberían haberse desarrollado para unirse a ciertas sustancias normalmente existentes en el organismo, y similares a la morfina. Después de numerosos ensayos, se consiguió aislar de las membranas de las neuronas, unos extractos que tenían actividad similar a la morfina y además se demostró que esa actividad era bloqueada por la naloxona, un antagonista específico de la morfina.

Se descubrieron al poco tiempo dos péptidos de cinco aminoácidos cada uno, la leucina-encefalina y la metionina-encefalina, poseedores de toda la actividad de la morfina.

Se encontró más tarde que la metionina-encefalina constituía parte de un polipéptido hipofisario de 91 aminoácidos, la beta-lipotropina, ocupando los aminoácidos 61 a 65 de este polipéptido.

La beta-lipotropina es parte a su vez de una molécula madre, la propiomelano-cortina, que se sintetiza en la hipófisis anterior e intermedia, y también en hipotálamo, placenta y tracto gastrointestinal.

De esta molécula madre se deriva la beta-lipotropina, la hormona melanocito-estimulante, la beta endorfina y péptidos relacionados con la ACTH.

Si bien la metionina-encefalina forma parte de la beta-endorfina, se cree hoy que la mayor parte de las encefalinas tienen un origen aún desconocido, en vista de la disociación de las concentraciones de endorfina.

Las encefalinas se encuentran presentes en las terminaciones axónicas centrales y periféricas. Están comprendidas en el grupo de los neuropéptidos, una familia de sustancias activas extraídas del cerebro. Los neuropéptidos comprenden sustancias formadas por cadenas de aminoácidos cuya longitud oscila entre 2 y 39 aminoácidos. Estos neuropéptidos cumplirán en algunos casos funciones de neurotransmisores; tal sería el caso de la encefalina, como se verá más adelante (podría ser neuromodulador).

El hecho ya citado, consistente en que la estimulación de ciertas áreas del tronco del encéfalo producía analgesia, llevó a un estudio intensivo para localizar exactamente esas áreas, y para descubrir su mecanismo de acción. Se encontró que esas áreas están en la sustancia gris central del tronco del encéfalo, fundamentalmente en la sustancia gris periacueductal, en su parte caudal, y en el núcleo magno del rafe del bulbo. Este último, contiene neuronas serotoninérgicas que envían sus axones a la zona de la sustancia gelatinosa del asta posterior de la médula. En esta zona se encuentran las neuronas centrales de la vía del dolor, con las que hacen sinapsis las fibras nerviosas correspondientes a la primera neurona de la vía del dolor (fibras C amielínicas y A delta finas que penetran a la médula por el asta posterior). La estimulación del núcleo del rafe bulbar bloquearía, por la liberación de serotonina, la entrada de estímulos dolorosos a nivel medular. Las fibras descendentes del núcleo del rafe se encuentran localizadas en el cordón dorsolateral de la médula. La sustancia gris periacueductal ejerce su influencia indirectamente sobre la médula espinal, a través del núcleo del rafe bulbar.

Además de la serotonina, la noradrenalina está involucrada como neurotransmisor de las vías inhibidoras descendentes. Esto explicaría por qué ciertos medicamentos (como por ejemplo: amitriptilina), que bloquean la recaptación presináptica de estas sustancias, pueden aumentar la analgesia.

Se ha comprobado experimentalmente que la metionina-encefalina inyectada en la sustancia gris periacueductal, tiene un efecto analgésico débil pero efectivo. Si se inyecta un derivado difícilmente degradable, como la D-ala-metionina-encefalina, la dosis necesaria es menor y el efecto analgésico mayor, lo cual indica que el débil efecto de la metionina-encefalina se debe a su rápida degradación. También se comprobó que la microinyección de morfina en la sustancia gris periacueductal y en el núcleo magno del rafe bulbar, produce analgesia. En ambos casos, analgesia por inyección de encefalina o de morfina, el mecanismo de acción sería el mismo, a través de la liberación de serotonina por las neuronas del núcleo del rafe bulbar.

La destrucción del núcleo del rafe y de la sustancia gris periacueductal, impide el efecto de la morfina inyectada parenteralmente, sobre el dolor. Por otra parte, tanto la morfina como la encefalina, inyectadas localmente en la sustancia gelatinosa de la médula, tienen efecto analgésico.

Considerando todos estos hechos, se ha postulado la existencia de un **sistema analgésico descendente central**, con sus centros en el núcleo del rafe bulbar y en la sustancia gris periacueductal, y con vías que los unen a la médula espinal. Este sistema actuaría produciendo analgesia de la siguiente manera:

Se ha demostrado que el neurotransmisor de las neuronas periféricas de la vía del dolor es la sustancia P, sintetizada en las neuronas de los ganglios raquídeos. Este neurotransmisor es almacenado en las vesículas sinápticas de las **fibras finas** conductoras del dolor y liberado cuando actúa un estímulo doloroso. En la misma zona de la médula donde se libera la sustancia P (sustancia gelatinosa de Rolando), hay neuronas cuyo neurotransmisor es la encefalina (Reveer figura 3). Estas neuronas encefalinérgicas hacen sinapsis con los axones descendentes de las neuronas serotoninérgicas del núcleo del rafe, y a su vez contactan con las fibras que contienen la sustancia P, por intermedio de uniones presinápticas. Por lo tanto las neuronas encefalinérgicas son interneuronas.

Al liberarse encefalina por estimulación de las neuronas serotoninérgicas del núcleo del rafe, esta encefalina, a través de la unión presináptica, inhibe la liberación de sustancia P, bloqueando la transmisión del estímulo doloroso a nivel medular, por lo cual llegan menos impulsos al cerebro, relacionados con el dolor. Esta modulación inhibidora de la transmisión del dolor es, en última instancia, la esencia de la **teoría de la barrera al dolor.** Los impulsos nerviosos originados en las **fibras gruesas**, (por estimulación de los mecanorreceptores) actuarían 1°) a nivel medular, activando la interneurona inhibidora, que sería encefalinérgica; 2°) por ramas colaterales, en su trayecto ascendente por el tronco encefálico, sobre la sustancia gris periacueductal o sobre el núcleo magno del rafe bulbar, los cuales por vía descendente producirían analgesia en la forma ya explicada.

Además, las influencias corticales, actuando sobre los centros analgésicos, producirían disminución del dolor.

Dolor neuropático: Resulta del daño de los nervios en sí. El dolor es consecuencia de la activación eléctrica espontánea de las fibras nerviosas o del aumento de la sensibilidad a un estímulo exógeno. El daño de las fibras aferentes lleva a una reducción en el número de receptores opioides pre sinápticos de las fibras afectadas, en el asta dorsal medular. Esto explicaría, por qué la sensibilidad a los opioides está reducida en el dolor neuropático.

7

Dolor referido

Teniendo presente la explicación fisiopatogénica dada con anterioridad, respecto al dolor referido, agregaremos que:

- Existe el dolor referido **visceral**, que se origina en las vísceras. Hay que sospechar que un dolor es **referido visceral**, es decir que la causa del mismo se encuentra en un lugar distinto al de la zona en que se manifiesta, cuando el cuidadoso examen de la zona dolorosa no descubre ninguna causa local que pueda explicarlo. Así, la palpación, aún la más intensa, no produce dolor y no encuentra ninguna causa que lo justifique (inflamación, tumoración, contractura muscular, etc.).

- Existe el dolor **referido somático**, originado en estructuras somáticas profundas (músculos, tendones, aponeurosis, articulaciones, periostio).

Recordar que ante la presencia de un dolor con la característica del dolor **visceral** referido, ese dolor también puede tener un origen **somático** profundo, atendiendo a que tanto vísceras, estructuras somáticas profundas y piel, mantienen de por vida su relación original, de acuerdo al segmento corporal o somita que les dio origen. Al respecto, mencionaremos los siguientes ejemplos:

El nivel medular C5 tiene igual origen embriológico (somita) que la piel correspondiente al dermatoma C5, y que los músculos bíceps braquial (flexión de codo) y las fibras medias del deltoides (abducción del hombro).

El nivel medular C7 tiene igual origen embriológico que la piel correspondiente al dermatoma C7 y que los músculos tríceps braquial (extensión del codo), palmar mayor (flexión de muñeca), palmar menor (flexión de muñeca), cubital anterior (flexión de muñeca), extensor común de los dedos de la mano, extensor propio del meñique y del índice.

El nivel medular C8 tiene igual origen embriológico que la piel correspondiente al dermatoma C8 y que los músculos flexor común profundo de los dedos, flexor común superficial de los dedos y músculos lumbricales de la mano.

El nivel medular D1 tiene igual origen embriológico que la piel correspondiente al dermatoma D1 y que los músculos interóseos dorsales y palmares (abducción y aducción de los dedos de la mano).

Los niveles medulares L1-L2-L3 tienen igual origen embriológico que la piel correspondiente a los dermatomas L1-L2-L3, y que los músculos psoas ilíaco (flexión de la cadera), cuadriceps (extensión de la rodilla), aductores y recto interno.

El nivel medular L5 tiene igual origen embriológico que la piel correspondiente al dermatoma L5 y que los músculos extensor común de los dedos del pie, extensor propio del dedo gordo y glúteo medio.

El nivel medular S1 tiene igual origen embriológico que la piel correspondiente al dermatoma S1, y que los músculos peroneos laterales, triceps sural y glúteo mayor.

Aconsejamos al lector correlacionar estos datos visualizando los dermatomas correspondientes, según se muestra en las figuras 6 y 7. Asimismo, al terminar la lectura del apartado de Dolor Referido Visceral, volver a correlacionar con los ejemplos que acabamos de citar. Así, se logrará tener una integración sobre las distintas estructuras que poseen el mismo origen embriológico, y que por lo tanto mantienen sus conexiones neurológicas originales por toda la vida.

Dolor referido visceral

El dolor referido visceral se percibe a distancia de la víscera estimulada, siguiendo las leyes de la organización metamérica o segmentaria. El dolor referido se presenta en zonas cutáneas en las cuales se originan los nervios correspondientes al segmento de la médula espinal en el cual penetran los impulsos nerviosos provenientes de la víscera afectada.

Durante la vida embrionaria, diversas estructuras (sistema nervioso, músculos, vísceras, piel) son contiguas, por desarrollarse del mismo segmento corporal (somita o metámera). A medida que el organismo crece, esas estructuras, primero contiguas, se separan y ocupan distintas posiciones, alejadas unas de otras. A pesar de esa separación, por su origen común, mantienen las conexiones con el segmento nervioso de origen. Ya se ha mencionado el ejemplo clásico de la porción central del diafragma/músculos del hombro/piel del hombro, en este sentido.

Se acepta la **teoría de la convergencia** para dar base a la fisiopatogenia del dolor referido, según lo explicado en el apartado de Dolor Visceral.

En condiciones normales, a un determinado segmento medular llegan estímulos procedentes de la piel (dermatoma), estructuras somáticas y vísceras. Los estímulos nacidos de las vísceras son muy escasos en estado de salud. En cambio, en caso de procesos patológicos viscerales, la gran cantidad de estímulos procedentes de la víscera enferma se suman a los estímulos cutáneos correspondientes al mismo segmento corporal. Todos estos estímulos convergen en las mismas neuronas medulares, con llegada de la información a nivel cortical. Esta información es interpretada por la corteza cerebral como proveniente de la piel.

Una prueba que corrobora la teoría de la convergencia es la siguiente: cuando un trastorno visceral está en sus inicios, la anestesia cutánea local en el sitio de referencia del dolor, o de su nervio aferente, puede suprimir la sensación dolorosa (los estímulos viscerales solos no alcanzan el umbral de descarga de las neuronas de la vía del dolor.). En caso que la intensidad del dolor referido aumente, la anestesia local de la piel ya no alcanza a suprimirlo (en estas circunstancias los impulsos algógenos viscerales intensos son suficientes para descargar a las neuronas de la vía del dolor; no se necesita de la suma de estímulos provenientes de la piel para desencadenar el dolor.).

Hay que tener en cuenta que no toda el área cutánea (dermatoma) es asiento por igual del dolor referido, sino que existen zonas de elección en donde es más frecuente la manifestación del dolor:

En el tronco asienta en los puntos en que los nervios atraviesan la fascia subcutánea y se hacen superficiales. El dolor referido se localiza mucho más a menudo en la parte distal (ventral) del dermatoma.

En las extremidades, el dolor referido asienta con frecuencia en las articulaciones o en estructuras óseas prominentes (trocanter mayor, epitróclea, etc.).

El conocimiento del dolor referido visceral en determinado dermatoma, tiene una gran importancia clínica, porque la referencia se efectúa *siguiendo un patrón determinado según el órgano afectado*. Por lo tanto, el dolor de una víscera es referido siempre a los mismos dermatomas, lo cual tiene enorme valor para el diagnóstico.

Dolor referido somático

La existencia del dolor referido somático se demostró experimentalmente hace muchos años, inyectando solución salina hipertónica en los músculos intercostales y en los rectos abdominales: el dolor se sintió en una zona cutánea distante del músculo.

El dolor referido somático tiene la misma explicación que el dolor referido visceral.

Si bien las vísceras están inervadas por el sistema nervioso autónomo y los órganos somáticos por el sistema nervioso somático o de la vida de relación, el modelo de inervación sensitiva es similar en ambos casos. Las fibras que llevan el dolor visceral y el dolor somático son fibras A-delta (mielínicas delgadas) y fibras C (amielínicas) que llegan al asta posterior de la médula o a niveles superiores (troncoencéfalo), donde se produce el fenómeno de convergencia, base del dolor referido. Las vías por las cuales las sensaciones dolorosas viscerales y somáticas llegan a la corteza son las mismas.

La distinción entre dolor **referido visceral** y dolor **referido somático** es a veces muy difícil de efectuar. Esto se debe a que si la víscera y el músculo u otra estructura somática en cuestión, se originan en la misma somita, el dolor en ambos casos será referido al mismo dermatoma. En estos casos se debe recurrir a un examen muy cuidadoso del paciente para determinar el verdadero origen del dolor.

En los siguientes ejemplos puede apreciarse que dolores viscerales y somáticos tienen la misma referencia:

- El desgarro o lesión traumática de un músculo lumbar origina un dolor que en cuanto a calidad, localización y forma de ser referido, es indiferenciable de un cólico renal.
- Un hematoma en el músculo recto anterior derecho puede orientar erróneamente a una patología biliar.

- La lesión de un músculo o ligamento profundo en la pared torácica, puede referirse al brazo izquierdo, lo mismo que en la angina de pecho.

Dolor referido - Resumen.

1- El dolor referido es un caso particular del **fenómeno de proyección** del dolor; puede ser de origen visceral o somático profundo y suele localizarse en una zona cutánea distante de la zona enferma.

2- La base anátomo-embriológica del dolor referido, es el origen de diversas estructuras (sistema nervioso, vísceras, estructuras somáticas profundas, piel), en el mismo segmento corporal (somita).

3- La base neurofisiológica del dolor referido es el **fenómeno de convergencia.**

4- El dolor referido puede localizarse en el tronco y los miembros.

5- El dolor referido correspondiente a los segmentos nerviosos cervicales inferiores y dorsales superiores, se localiza en los miembros superiores; y el correspondiente a los segmentos lumbares y sacros, en los miembros inferiores.

6- En general, no todo el dermatoma es asiento por igual del dolor referido; en el tronco asienta de preferencia en la parte ventral del dermatoma; en los miembros, el dolor referido asienta con frecuencia en las articulaciones; y en los miembros inferiores, asienta sobre todo en los muslos.

7- Las localizaciones del dolor referido siguen un patrón bastante característico para los mismos órganos, y pueden dar información valiosa para el diagnóstico del sitio real de la afección visceral.

Pequeño atlas sobre dolor referido

A continuación se muestra una serie de ilustraciones, configurando un pequeño Atlas, con la localización del dolor referido correspondiente a los órganos más importantes en la práctica clínica. Es un intento de llamar la atención del lector, para que trate de compenetrarse de la importancia del dolor en general, y del dolor referido en particular, para el diagnóstico médico.

Como muestra de lo complejo que puede resultar el estudio del dolor referido, consideremos el caso del dolor epigástrico, lugar donde se refiere el dolor de diversos órganos (Ver Fig. 5). Pero aún en estos casos, el estudio detallado de las características del dolor, junto con otros síntomas asociados, puede ayudar al diagnóstico.

El examen cuidadoso de las próximas figuras ayudará a localizar en el paciente el o los dermatomas donde se percibe el dolor referido y por consiguiente sospechar en que órgano se origina. Hay puntos de referencia que permiten ubicar algunos dermatomas y a partir de ellos localizar otros.

Así por ejemplo, las partes anterior y posterior del cuello corresponden al segmento medular C3; el codo a D1; la altura de los pezones a D5; el ombligo a D10 y el escroto a S3. Además, se puede observar que los dermatomas lumbares corresponden a la parte inferior del abdomen y a la cara anterior de los miembros inferiores, y los sacros a la zona perianal y a la cara posterior de los miembros inferiores.

Por otra parte, nótese también la distinta forma y tamaño de los dermatomas en las caras anterior y posterior del abdomen. Esto se debe a la mayor distensión de la piel abdominal anterior por el peso de las vísceras. En personas muy obesas puede ser difícil localizar los dermatomas abdominales.

Las figuras 6 y 7 se han tomado de Brugger y Rhonheimer. Documenta Geigy. Ed J R Geigy. Basilea, 1965. Sexta edición.

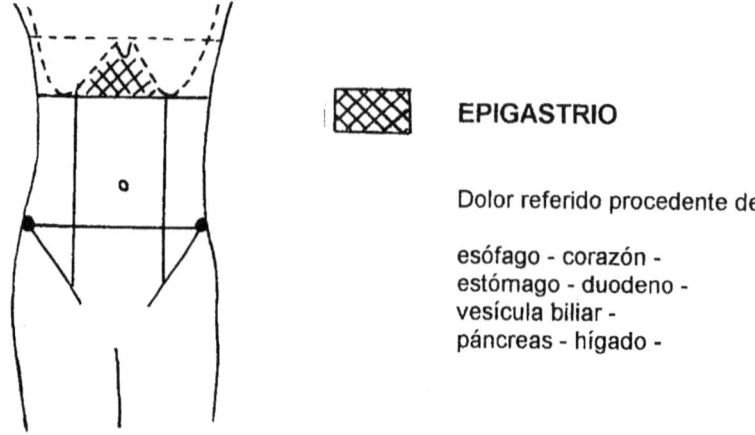

Figura 5. Epigastrio, lugar adonde se refiere el dolor de distintos órganos.

Dolor referido

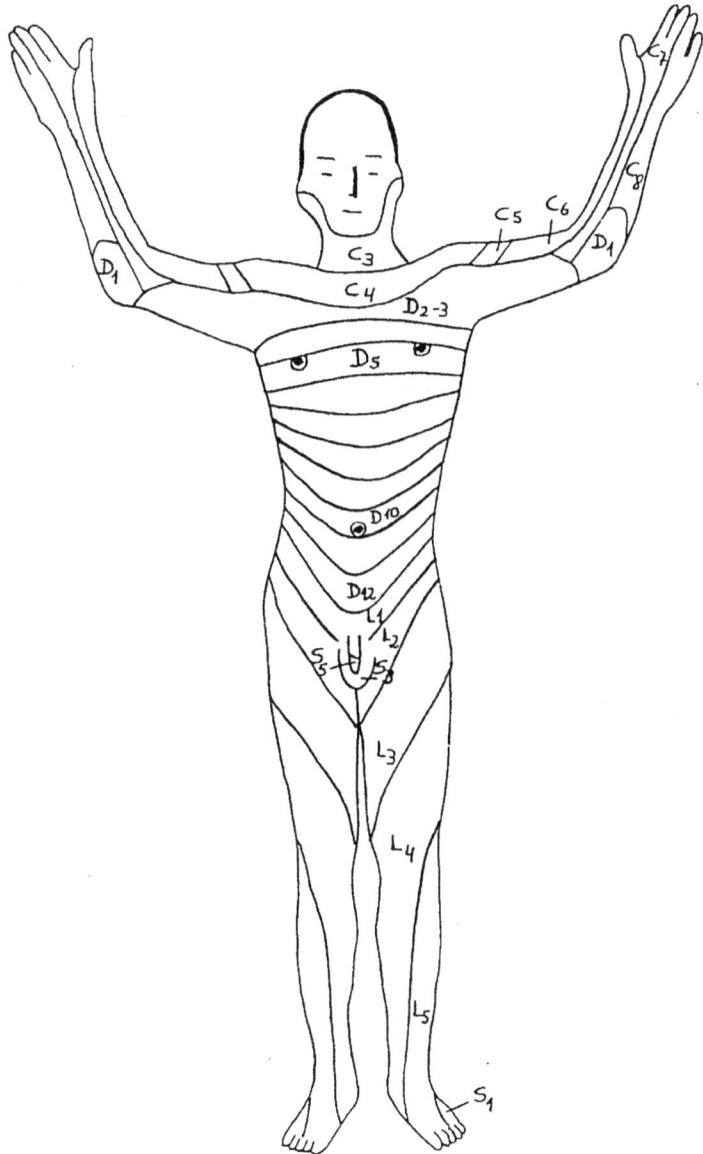

Figura 6. Dermatomas. Cara anterior.

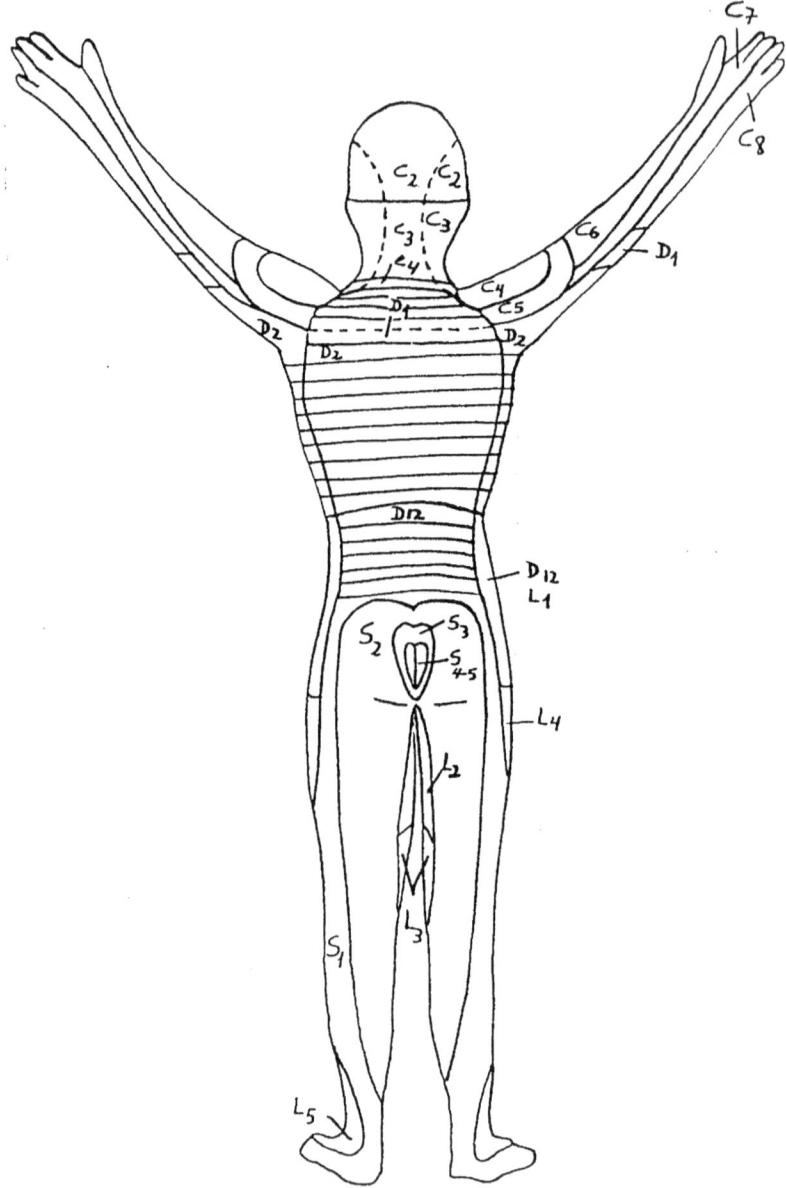

Figura 7. Dermatomas. Cara posterior.

Dolor referido

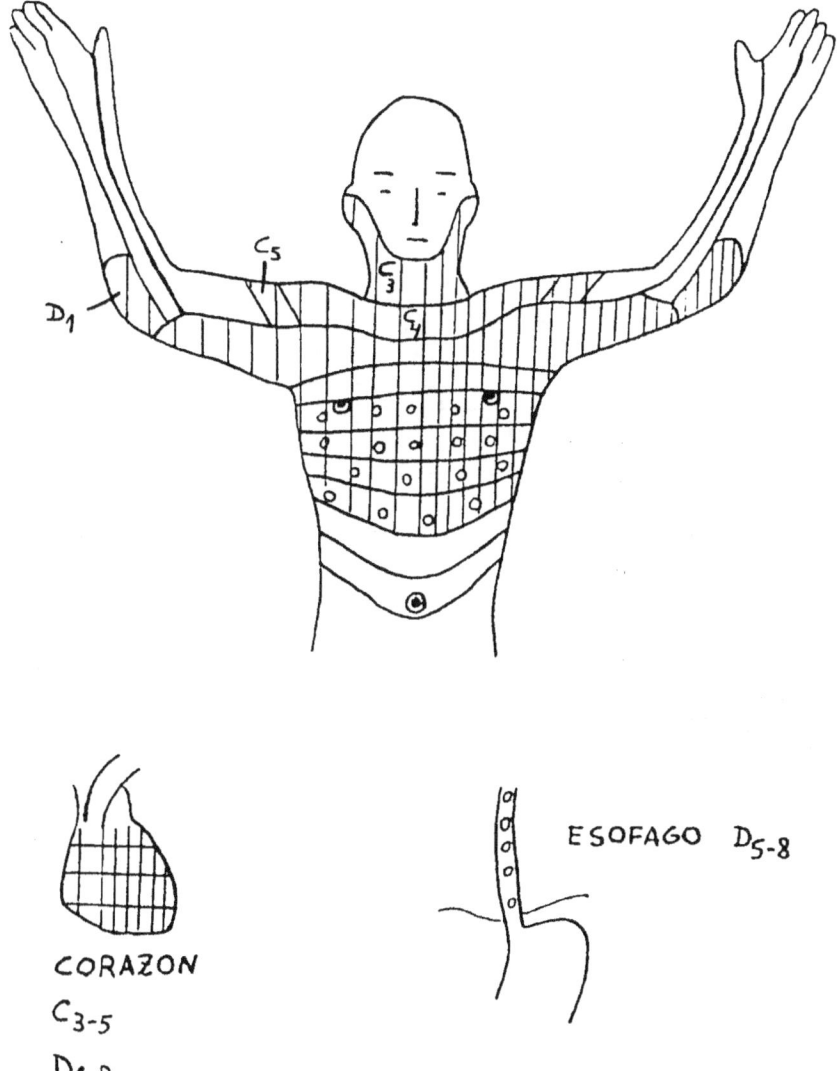

Figura 8. Dolor referido en enfermedades del corazón y esófago inferior. El rayado más cerrado, indica la mayor intensidad del dolor referido cardíaco.

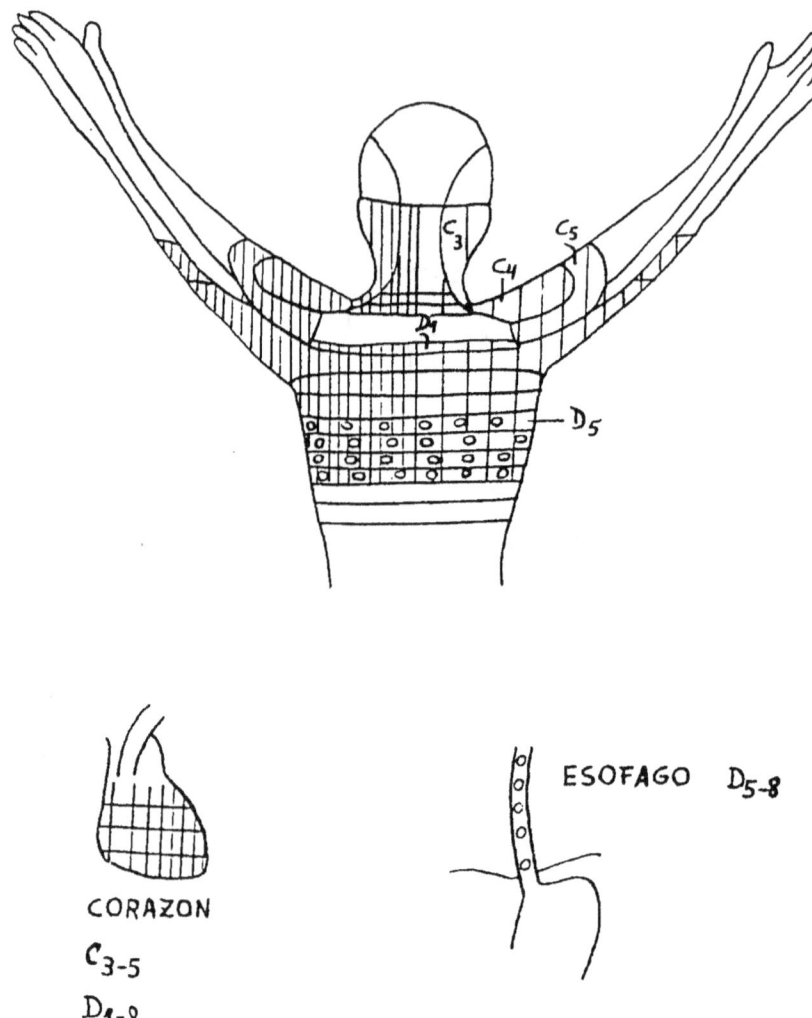

Figura 9. Dolor referido en enfermedades del corazón y esófago inferior. Referencia posterior.

Dolor referido

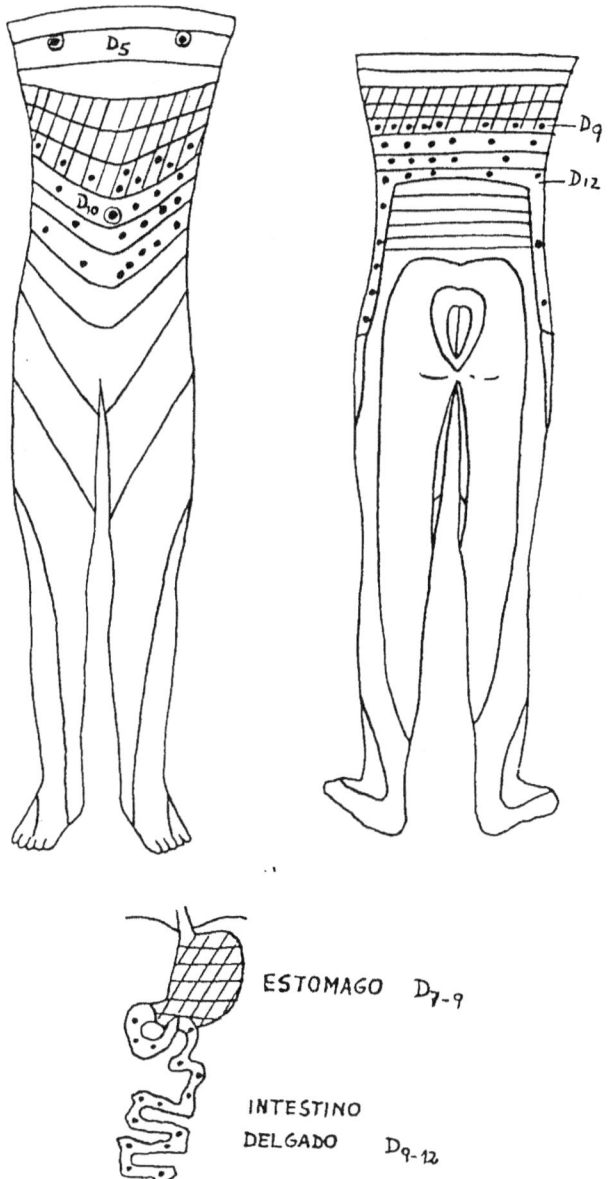

Figura 10. Estómago e intestino delgado. El punteado más denso corresponde a la zona de mayor intensidad de dolor.

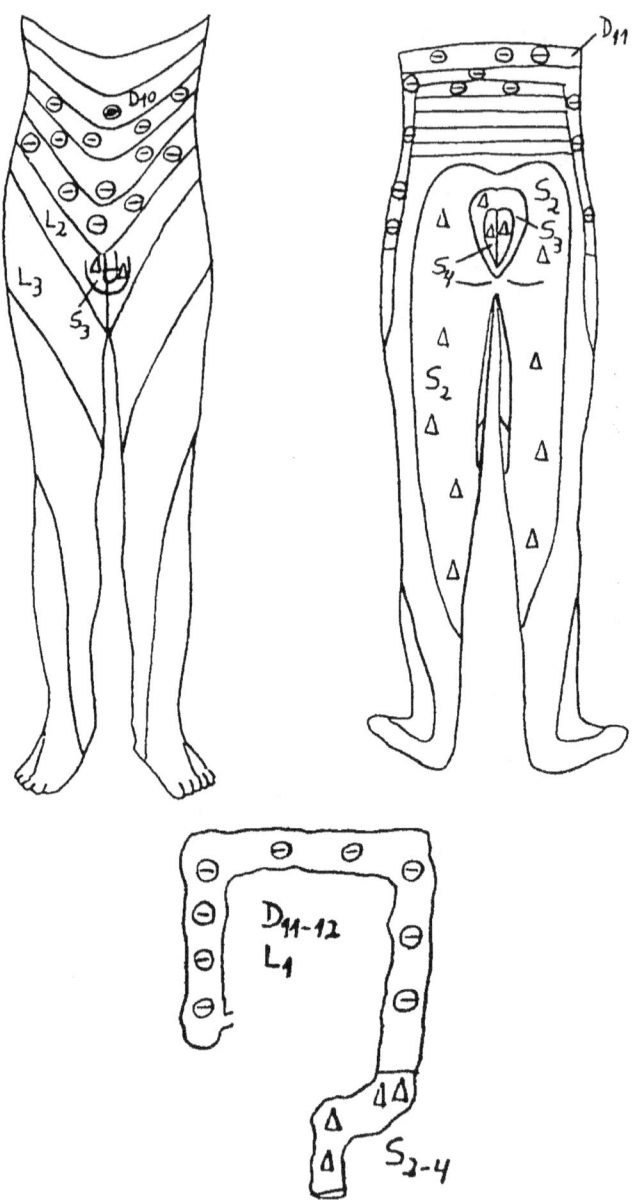

Figura 11. Intestino grueso. Nótese que la parte final del sigmoides y recto, pueden referir el dolor a cara posterior de miembros inferiores y escroto.

Dolor referido

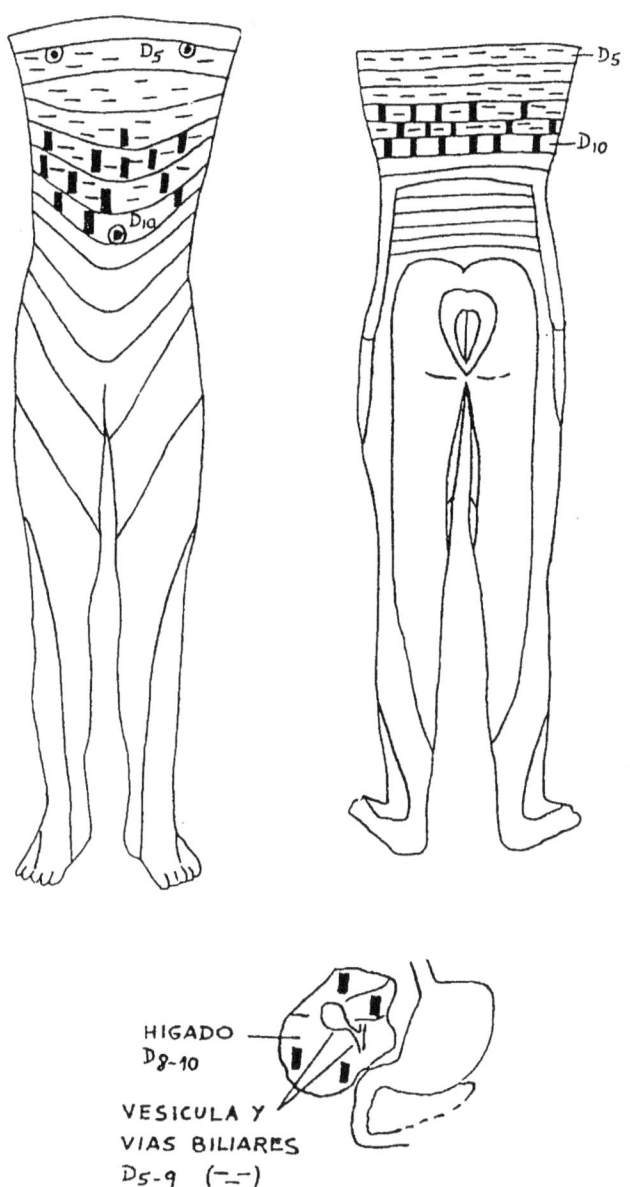

HIGADO
D_{8-10}

VESICULA Y
VIAS BILIARES
D_{5-9} (-.-)

Figura 12. Hígado, vesícula y vías biliares. Recuerde que también esófago, estómago, duodeno y páncreas, refieren el dolor a la zona epigástrica.

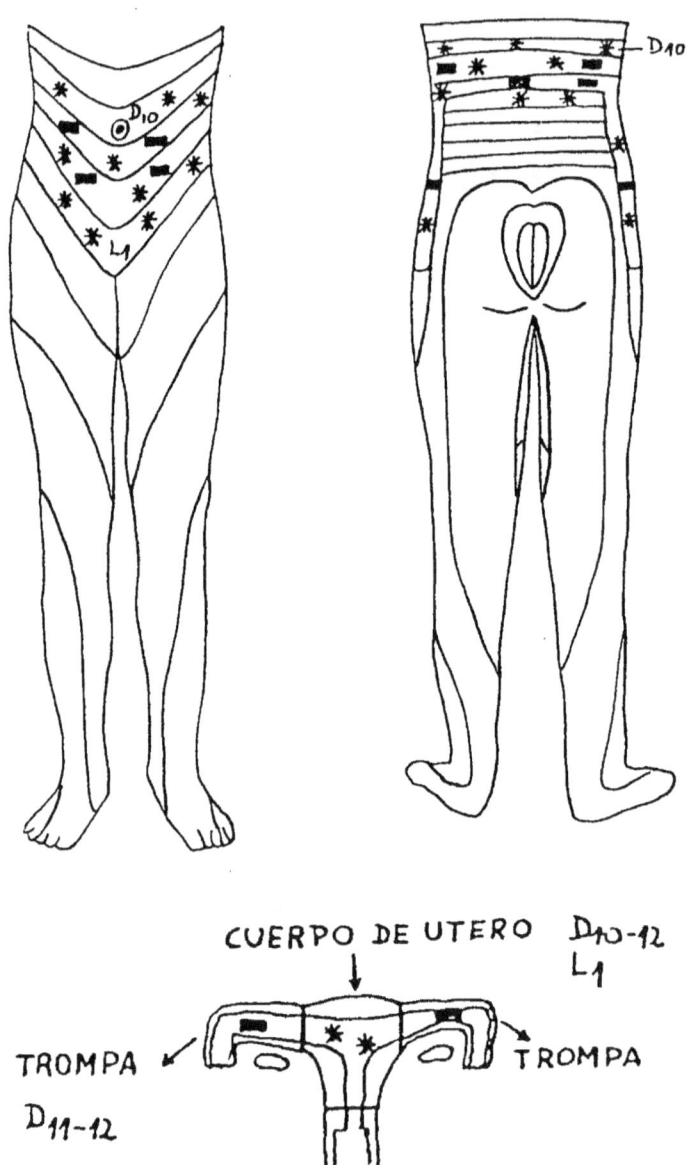

Figura 13. Cuerpo de útero y trompas de Falopio. Compárece las áreas de referencia del dolor con las de otras vísceras pelvianas.

Dolor referido

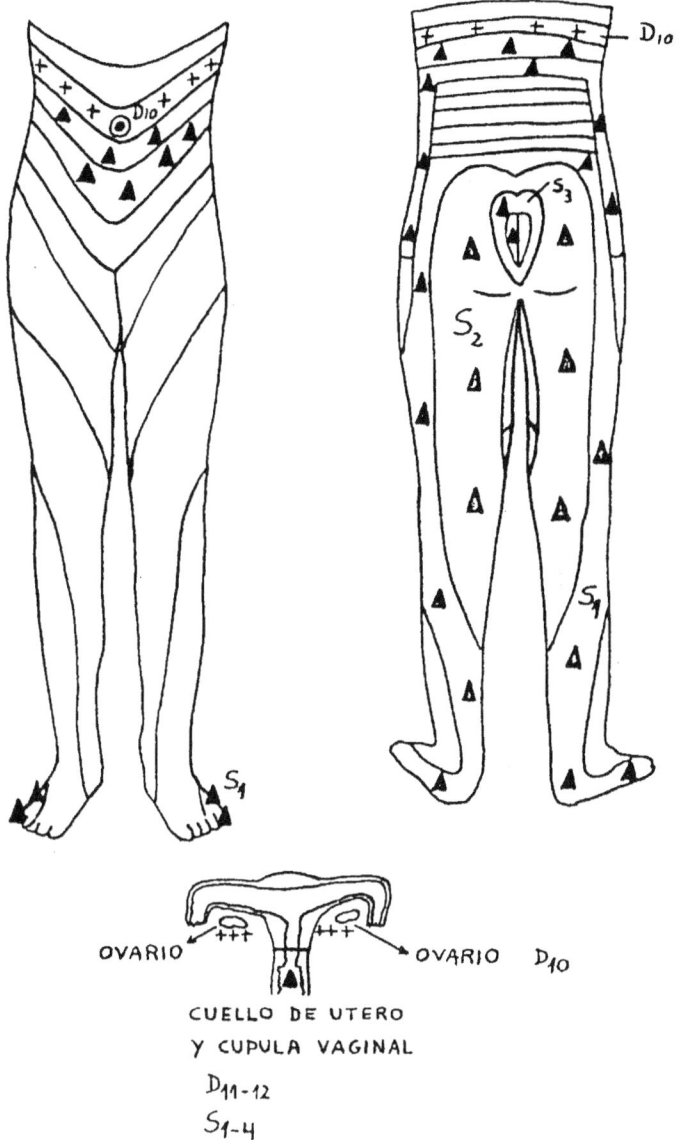

Figura 14. Ovario, cuello de útero y cúpula vaginal. Notar la importancia que toma la referencia del dolor a miembros inferiores (generalmente manifestada como sensación de "cansancio en las piernas" durante el período menstrual).

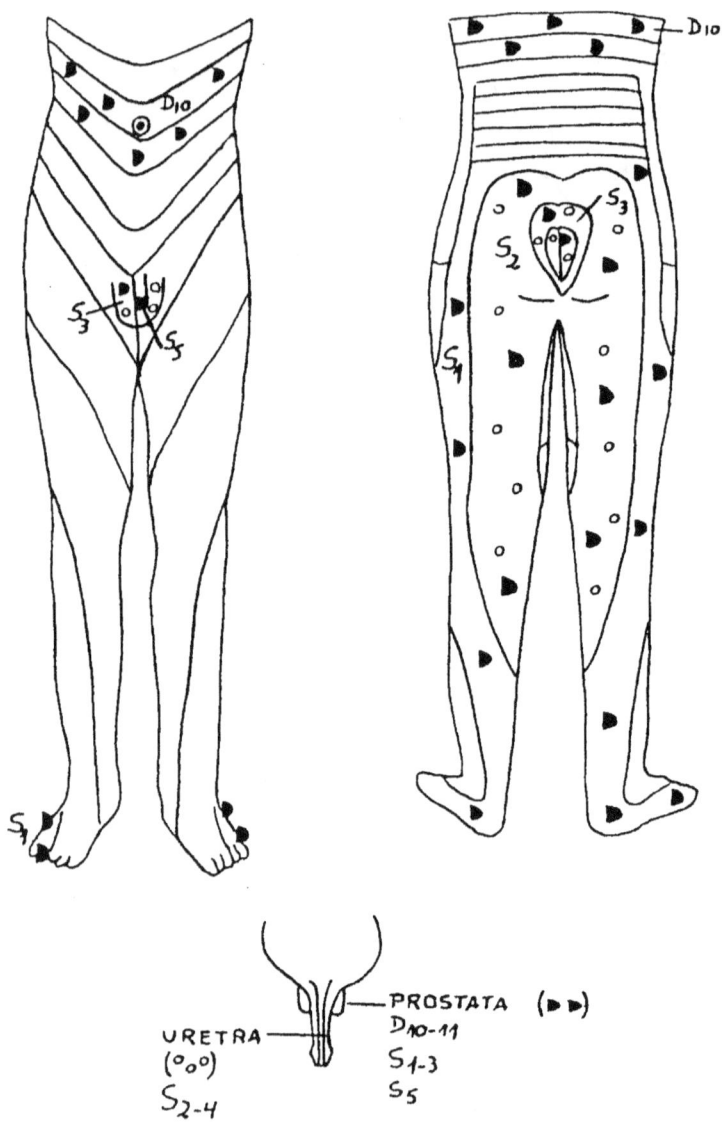

Figura 15. Próstata y uretra. La referencia vale tanto para la uretra masculina como la femenina. Nótese también la importancia del dolor referido de próstata a miembros inferiores y escroto.

Dolor referido

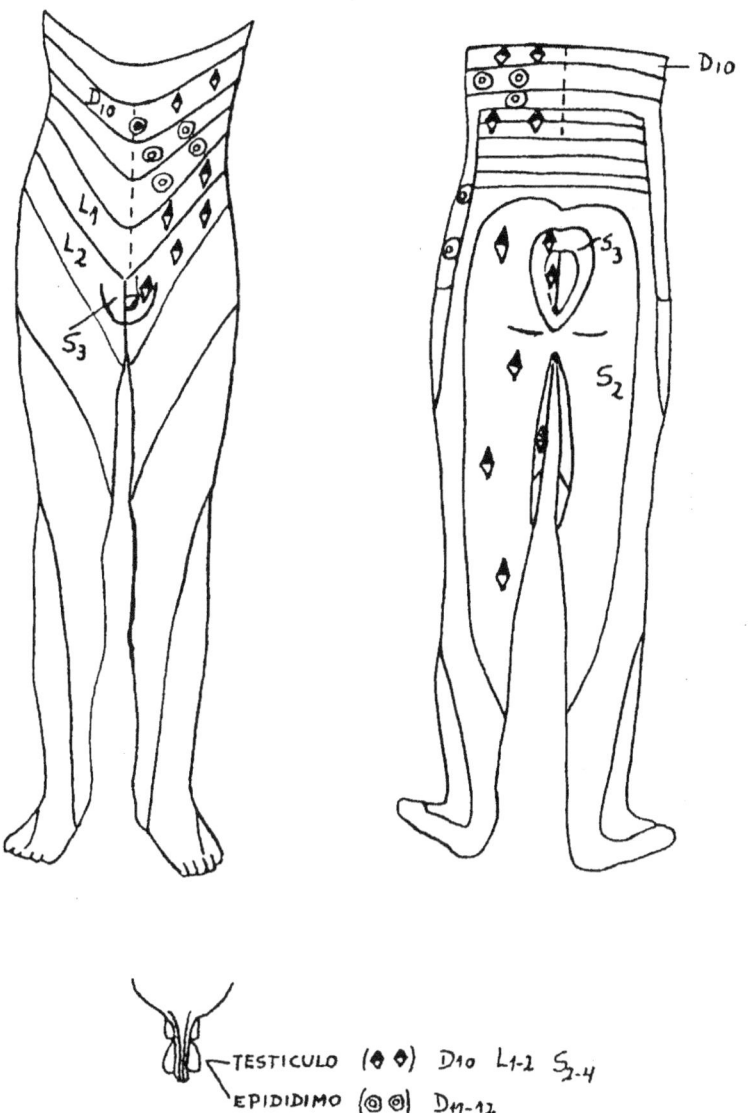

Figura 16. Testículo y epidídimo. En esta figura sólo se ha graficado la referencia del dolor correspondiente a testículo y epidídimo izquierdos.

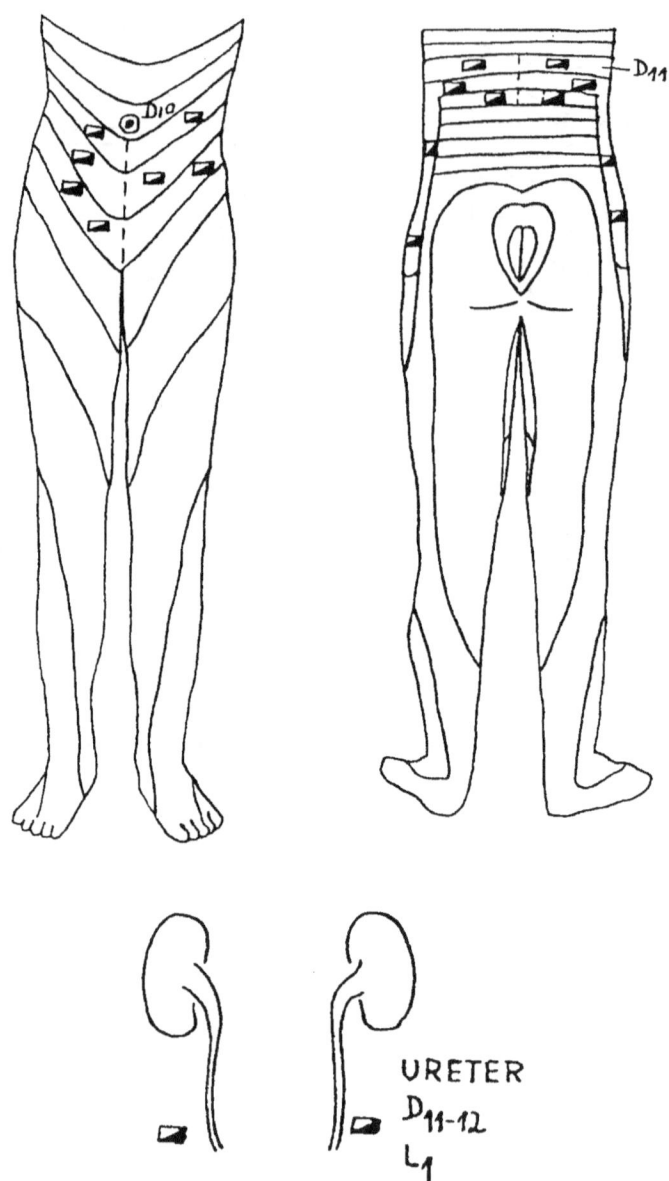

Figura 17. Uréteres. Nótece la superposición del dolor referido de uréteres con el de los riñones.

Dolor referido

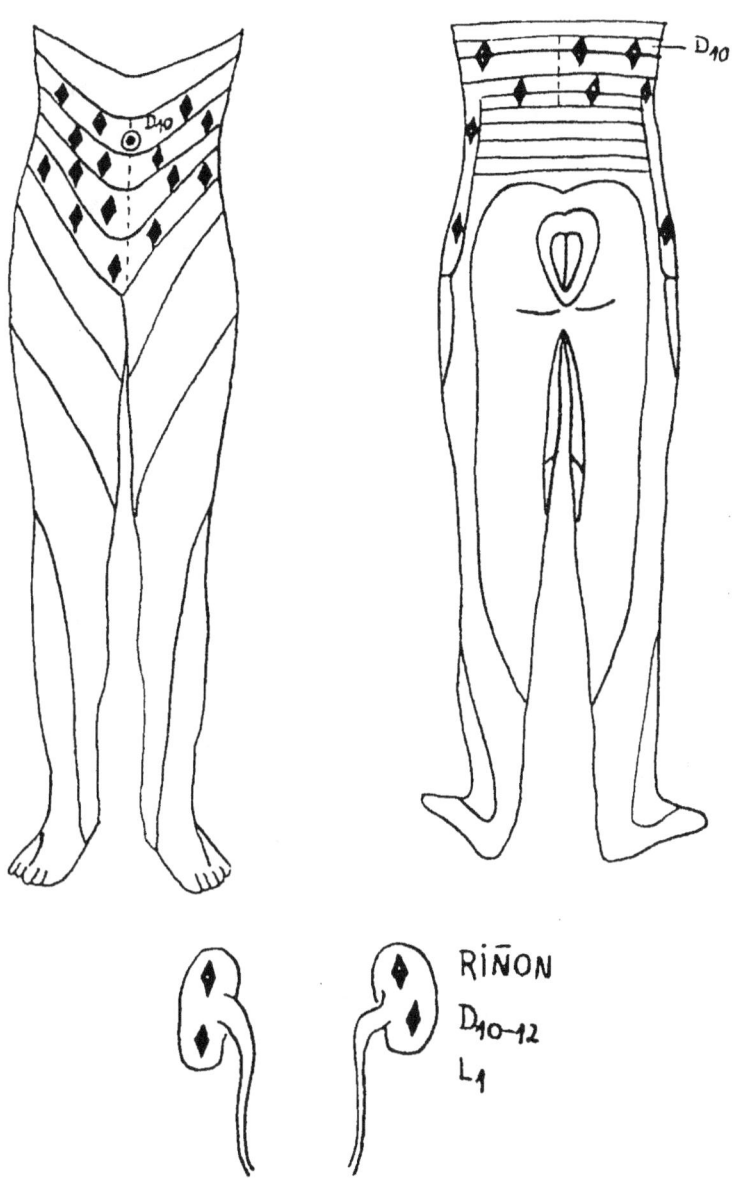

Figura 18. Riñones. La línea divisoria sobre la figura, separa lado derecho del izquierdo.

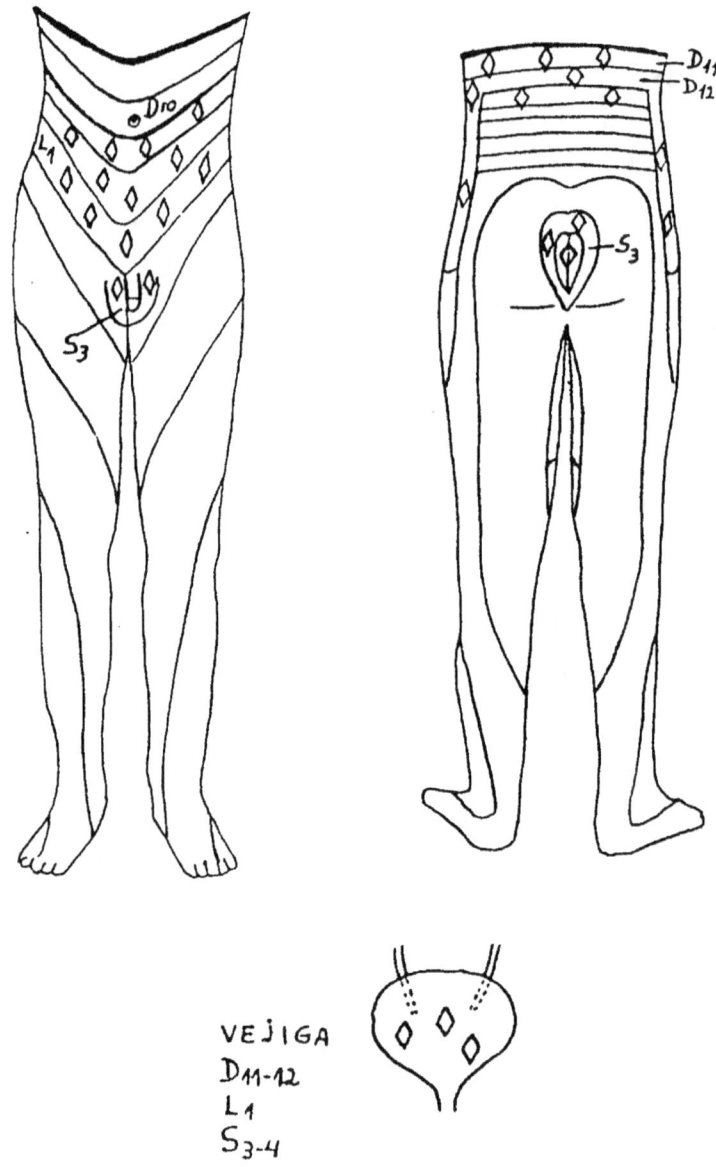

Figura 19. Vejiga. Nótece la referencia del dolor a la zona perianal y escroto.

8

Medicamentos usados en el tratamiento del dolor

Se reseñan aquí los datos más importantes de distintos medicamentos usados en el manejo del dolor, como así también otras medidas complementarias.

Toda referencia más específica con relación a la terapéutica actual del dolor debe ser recabada por el lector en los tratados relativos al tema, atendiendo a los avances logrados en los últimos años y a que dicho punto escapa a las finalidades específicas del presente trabajo.

Reiteramos la necesidad de evaluar al enfermo con dolor de modo integral, o sea, en su contexto psicológico, social, cultural y físico, en aras de obtener éxito en el tratamiento.

Analgésicos no opioides.

Acido Acetilsalicílico

La aspirina inhibe la enzima prostaglandina sintetasa, que convierte el ácido araquidónico (producido por la inflamación del tejido), en diversas prostaglandinas involucradas en la producción de dolor.

Tiene acción antipirética central. **Indicaciones**: Tratamiento del dolor leve a moderado de tejidos blandos; dolor óseo leve, moderado o severo en el cáncer. Dosis para adultos: 500 mg oral c/6 hs, ajustándola según efecto y toxicidad. Debe administrarse durante varios días para lograr el efecto máximo.

Efectos secundarios de importancia: Gastritis erosiva. Ulcera péptica. Inhibición de agregación plaquetaria. Tinnitus. Toxicidad hepática.

Paracetamol

Es analgésico y antipirético, pero prácticamente carece de propiedades antiinflamatorias. Inhibe la síntesis de prostaglandinas y posee mayor acción sobre el sistema nervioso central que en el periférico.

Indicaciones: Dolor leve a moderado de tejidos blandos y óseo. Hipersensibilidad a la aspirina y a otros antiinflamatorios no esteroideos (AINE).

Dosis adultos: 500 - 1000 mg oral c/6 hs. No causa irritación gástrica o hemorragia y no interfiere con la función de las plaquetas.

Otros AINE usados con frecuencia

Diclofenac. Indometacina. Tolmetin. Ibuprofeno. Ketoprofeno. Ketorolac. Naproxeno. Piroxicam. Tenoxicam.

Todos estos medicamentos poseen acción analgésica, antiinflamatoria y antipirética. Actúan por inhibición de la prostaglandina sintetasa.

Indicaciones: Dolor leve a moderado de tejidos blandos y huesos.

Efectos secundarios dependientes de las dosis: Erosión gástrica. Ulcera péptica. Inhibición de agregación plaquetaria. Nefritis intersticial. Hepatotoxicidad.

Analgésicos opioides.

Se denominan analgésicos opioides aquéllos que tienen efecto similar al de la morfina. Ejercen sus efectos por actuar sobre los receptores opioides del cerebro y médula espinal. Esos mismos receptores se unen a una variedad de sustancias opioides endógenas (endorfinas y encefalinas).

Existen distintos receptores opioides, que incluyen los llamados mu, delta y kappa.

Los receptores mu intervienen en la analgesia, depresión respiratoria, euforia, miosis, constipación. Los receptores kappa intervienen en la analgesia, pero en menor medida, y en los efectos disfóricos y psicótico miméticos.

Los analgésicos opioides pueden ser:

a) **Naturales**: Codeína. Morfina.

b) **Semisintéticos**: Buprenorfina. Dihidrocodeína. Oxicodona. Diamorfina.

c) **Sintéticos**: Dextropropoxifeno. Pentazocina. Nalbufina. Fentanilo. Petidina. Tramadol. Metadona. Hidromorfona. Dextromoramida.

Morfina

Es la sustancia opioide por excelencia, de acción potente, y la mejor aliada de los pacientes con cáncer que presentan dolor moderado a intenso. Actúa sobre los receptores opioides de cerebro y médula espinal. De este modo, modula la entrada nociceptiva periférica a nivel espinal y también activa los sistemas inhibidores descendentes del tallo cerebral, además de actuar a nivel del sistema límbico y centros superiores que modifican la respuesta emocional. Debido a su efecto constipante, el enfermo debe recibir laxantes en dosis personalizadas.

La morfina se puede administrar por distintas vías: oral (jarabe; comprimidos de liberación inmediata; cápsulas de liberación prolongada), subcutánea, endovenosa, intramuscular, rectal, raquídea.

Otros analgésicos opioides de uso frecuente.

Dextropropoxifeno (Klosidol®)

Es un opiáceo sintético útil para el manejo del dolor leve a moderado. Existe en forma de comprimidos y ampollas para administración parenteral.

Fentanilo (Durogesic®. Sublimaze®)

Opiáceo sintético usado contra el dolor perioperatorio. Es de utilidad para los procedimientos diagnósticos o terapéuticos dolorosos. Puede administrarse por vía intramuscular, endovenosa, subcutánea o por parches transdérmicos; esta última forma de presentación permite analgesia durante 72 hs., además de ser una alternativa para pacientes que no pueden recibir otro analgésico vía oral.

Tramadol (Calmador®. Nobligan®. Tramal®)

Opioide sintético utilizado contra el dolor leve o moderado. **Tiene dos acciones**: agonista opiáceo por un lado; por otro lado, inhibe la captación pre-sináptica de noradrenalina y serotonina, los cuales activan las vías inhibidoras descendentes del dolor. Esto último convalida la observación de que el tramadol es más efectivo en el tratamiento del dolor causado por daño o disfunción del nervio (dolor neuropático). Se presenta en forma de cápsulas, suspensión oral, cápsulas de liberación prolongada, ampollas.

Buprenorfina (Temgesic®. Magnogen®)

Opioide semisintético utilizado para dolor moderado o intenso. Se presenta en ampollas y tabletas sublinguales.

Nalbufina (Nubaína®)

Opioide sintético, utilizado para dolor de tipo agudo. Se administra por inyección subcutánea, endovenosa diluida, o bien intramuscular.

Pentazocina

Opioide sintético, de administración oral, rectal o inyectable. Se usa en tratamiento del dolor leve a moderado.

Codeína

Es alcaloide natural del opio, de utilidad en el tratamiento del dolor leve a moderado. Es más constipante que la morfina. Posee acción antitusiva. Se presenta en jarabe, ampollas y en tabletas.

Dihidrocodeína

Es derivado sintético de la codeína, siendo menos constipante que ésta. También es antitusivo. Se usa para el manejo del dolor leve a moderado.

Hidromorfona

Es opiáceo semisintético. Debido a que su vida media es de 2-3 hs solamente, es útil para el manejo del dolor en ancianos o enfermos debilitados, disminuyendo los efectos secundarios. Se usa para el dolor severo y en casos de intolerancia a la morfina. Se administra vía oral en cápsulas simples o de liberación prolongada.

Metadona

Es opiáceo sintético usado en el dolor severo en pacientes que no toleran morfina. Dado su mayor toxicidad, no debe usarse en ancianos y pacientes debilitados. La toxicidad es acumulativa y provoca sedación, confusión y narcosis.

Oxicodona (Oxycontin®)

Derivado semisintético de la codeína. Util en manejo del dolor leve, moderado o intenso. Se presenta en comprimidos de liberación prolongada, supositorios, solución oral.

Medicamentos analgésicos adyuvantes.

Sin ser analgésicos estrictos, contribuyen al control del dolor, pudiendo usarse o no en combinación con analgésicos propiamente dichos.

Anticonvulsivantes

Son usados en el dolor de tipo neuropático (daño o disfunción del nervio), sobre todo cuando es de índole punzante. Actúan suprimiendo las descargas neuronales espontáneas y/o la hiperexcitabilidad que se presenta luego de la lesión del nervio. Los más usados son:

- *carbamacepina* (Inicio: 100 mg/día. Progresión hasta 400-800 mg/día)

- *valproato de sodio* (Inicio: 200 mg/día. Progresión hasta 800-2000 mg/día)

- *clonacepam* (Inicio: 0,5 mg/día. Progresión hasta 2-4 mg/día)

Entre los más recientes medicamentos de este grupo, se encuentra el **gabapentin** (Neurontin®), análogo estructural del ácido gamma-aminobutírico (GABA). Su uso más prometedor está relacionado también al manejo del dolor neuropático. El gabapentin no se une a los receptores de GABA pero se cree que incrementa la síntesis del mismo en el cerebro. Como los receptores de GABA están relacionados con la inhibición pre y post-sináptica en las fibras aferentes sensoriales, el gabapentin antagonizaría las sensaciones dolorosas. Su mecanismo de acción se encuentra a nivel de las neuronas del asta posterior de la médula (post-sináptico), modulando las corrientes de calcio, ya que interactúa con la subunidad alfa 2 delta de los canales de calcio (habitualmente el calcio desencadena la activación de proteína C-kinasa y la producción de óxido nítrico y fosfolipasa C, además de la inducción de proto-oncogenes; todos estos elementos aumentan la respuesta del sistema nociceptivo) (13).

Antidepresivos

Son útiles en el tratamiento del dolor neuropático, sobre todo cuando es de tipo "ardor". Completan su acción efectiva, en casos de depresión e insomnio. Estos medicamentos bloquean la re-entrada de noradrenalina y serotonina a nivel del sistema nervioso central. Se usan los antidepresivos tricíclicos amitriptilina, imipramina o la doxepina.

La amitriptilina se administra en dosis de 25-50 mg a la noche, aumentando hasta 50-75 mg por noche. El efecto se presenta a los 3 días aproximadamente.

Anestésicos locales orales

Se usan en los casos de dolor neuropático refractario a otros medicamentos. La *mexiletina* (Mexitilen®), utilizada también como antiarrítmico, se administra a razón de 150 mg/día, y se aumenta dosis progresivamente hasta un máximo de 750 mg/día. *Efectos colaterales*: temblor, náuseas, sedación.

Relajantes musculares

El dolor provocado por espasmo muscular esquelético puede tratarse con benzodiazepinas (diazepam, oxazepam, lorazepam) por su acción miorrelajante, si bien tienen efecto sedante. El baclofén (Lioresal®) también se usa en los espasmos musculares esqueléticos y su lugar de acción se encuentra a nivel raquídeo.

Otros

Capsaicina: Esta sustancia aplicada tópicamente, es eficaz para la neuralgia post-herpética (dolor neuropático). Se aplica 3-4 veces al día a nivel de las lesiones. Se cree que actúa provocando depleción de la sustancia P, produciendo así menor estimulación dolorosa en el asta posterior de la médula espinal.

Analgesia epidural

La administración de un anestésico local para bloqueo de las raíces nerviosas a nivel del espacio epidural, otorga analgesia en varios segmentos espinales. Habitualmente se coloca un catéter en dicho espacio, al nivel deseado para lograr analgesia. Con bomba de infusión continua se logra una mejor dosificación del anestésico. Al difundirse el mismo por el espacio epidural, queda bajo su efecto la raíz posterior del nervio espinal y generalmente los efectos de índole motora o autónoma son poco evidentes (17).

Ubicación del catéter:	Analgesia:
Unión cervicotorácica	Miembros superiores.
Región mediotorácica espinal	Región inferior de tórax y superior de abdomen.
Unión toracolumbar	Región abdominal inferior y superior de muslo.
Unión lumbosacra	Miembros inferiores.
Región mesosacral	Periné.

9

Otras medidas usadas para aliviar el dolor.

Calor por radiación. Rayos infrarrojos

El calor producido por los rayos infrarrojos es absorbido por las capas superficiales de la epidermis, produciendo efecto terapéutico sobre la misma, e incluso hasta una profundidad de 5-10 mm. Provoca efecto sedante sobre nervios sensitivos y vasodilatación local. A nivel general induce sudoración, elevación de temperatura y descenso de presión arterial (transitoria). Los rayos infrarrojos permiten disminuir el dolor antes de efectuar movilización articular cuando existe contractura. Son útiles para disminuir el dolor provocado por la compresión mecánica de fibras sensitivas; el calor aumenta la circulación venosa/linfática de retorno, cediendo dicha compresión. También son adecuados en el tratamiento de contusiones osteoarticulares, tenosinovitis, luxaciones, fracturas, artrosis.

Calor por conducción

Es el que se aplica al cuerpo por contacto directo (agua caliente, bolsa de arena caliente, lodo caliente, parafina).

Otras fuentes de calor

Calor producido en los tejidos por el paso de una corriente de alta frecuencia (diatermia-onda corta-microonda).

Los efectos del calor, sea cual fuere la fuente, son semejantes. Se favorece la desaparición de espasmos musculares y en general de los malestares músculo - esqueléticos secundarios a la inmovilidad.

El calor actúa por inhibición de las señales de dolor a nivel del asta posterior de la médula espinal y por estímulos inhibitorios desde el tallo cerebral.

Frío

Se utiliza sobre todo a nivel de zonas inflamadas de la superficie corporal, mediante compresas frías, spray de cloruro de etilo o simplemente hielo. El mecanismo de analgesia incluye hechos similares a los descriptos en caso del calor. Además, la disminución de la inflamación local por efecto del frío, contribuye a disminuir el dolor.

Masaje

Junto al calor y al frío, constituye la triada de fenómenos que inhiben a nivel del asta posterior de la médula, los impulsos dolorosos. Una variedad la constituye el hidromasaje, consistente en el efecto producido por agitación del agua a través de una turbina. Dicha agitación del agua produce estimulación mecánica, además del efecto térmico. El uso incluye procesos post-traumáticos y de índole circulatoria periférica.

Iontoforesis

Es una forma de galvanización, siendo ésta la aplicación de corriente continua para introducir medicación ionizada a través de piel o mucosas. Se puede utilizar este método en afecciones articulares reumáticas, de partes blandas, y en las neuralgias.

Bibliografía

1. Adams RD, Victor M, Ropper A: *Principios de Neurología.* Editorial Interamericana. México. 6° Edición. 1999. Cap. 8. Pág. 118.

2. Alvarez Fontanet JJ: *Tratamiento del dolor.* Edit. Científico Técnica. La Habana. 1998.

3. Carpenter RHS: *Neurofisiología.* Ed. Manual Moderno. Segunda Edición. 1988. Pág. 90.

4. Cingolani HE, Houssay AB y colab.: *Fisiología Humana.* Ed. El Ateneo. Buenos Aires. 1971.

5. Delmas A: *Vías y centros nerviosos.* Ed. Toray-Masson. Barcelona. 1976.

6. Dellepiane L, Segers AM, Dellepiane GR: *Cortes de encéfalo y vías de conducción nerviosa.* Ed. Lopez Libreros. Buenos Aires. 1986.

7. Eccles JC: *El cerebro: morfología y dinámica.* Ed. Interamericana. México. 1975.

8. Fields HL, Martin JB: Manifestaciones principales y presentación de las enfermedades. En: Harrison: *Principios de Medicina Interna.* Ed. Mc Graw-Hill/Interamericana. Madrid. 14° Edición. 1998. Cap. 12.

9. Gunther B: *Fisiopatología del dolor.* Ed. Andrés Bello. Santiago de Chile. 1981. Pág. 9.

10. International Association for the Study of Pain. Subcommittee on Taxonomy. Pain 6: 249-252, 1979.

11. Loyber I: *Introducción a la fisiología del sistema nervioso*. Editora Córdoba. 1996.

12. Molinoff PB: Transmisión sináptica. Aminas biógenas. En: Frazer A, Molinoff P, Winokur A: *Bases biológicas de la función normal y patológica del cerebro*. ESPAXS Publicaciones Médicas. Barcelona. 1996. Cap. 6.

13. Nicholson B: *Gabapentin use in neuropatic pain syndromes*. Acta Neurol Scand 101: 359-371, 2000.

14. Reisine TD: Transmisión sináptica. Péptidos. En: Frazer A, Molinoff P, Winokur A: *Bases biológicas de la función normal y patológica del cerebro*. ESPAXS Publicaciones Médicas. Barcelona. 1996. Cap.8.

15. Robinson MB: Transmisión sináptica. Aminoácidos. En: Molinoff P, Winokur A: *Bases biológicas de la función normal y patológica del cerebro*. ESPAXS Publicaciones Médicas. Barcelona. 1996. Cap. 7.

16. Trueux RC, Carpenter MB: *Neuroanatomía humana*. Ed. El Ateneo. Buenos Aires. 1971.

17. Woodruff R: *Dolor por cancer*. Medigraphic Editores. México. 1998.

La presente edición de
"Bases Neurofisiológicas del dolor"
se termino de imprimir en los talleres gráficos
de
Jorge Sarmiento Editor
en el mes de Agosto de 2021.

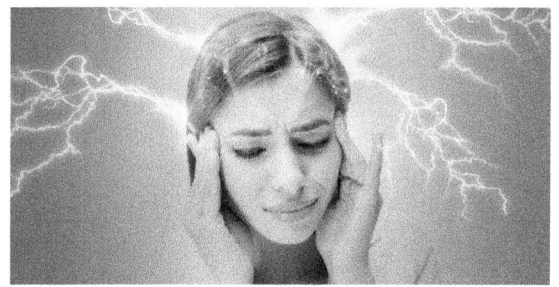

Impreso en Córdoba - República Argentina.

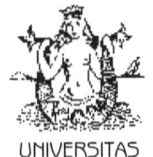